思考

奇经八脉_之任督周行

奇经八脉_之任督周行

刘立安 著

中国科学技术出版社

·北 京·

图书在版编目（CIP）数据

思考奇经八脉之任督周行 / 刘立安著． —北京：中国科学技术出版社，
2023.10

ISBN 978-7-5236-0134-1

Ⅰ．①思… Ⅱ．①刘… Ⅲ．①奇经八脉－研究 Ⅳ．① R224.1

中国版本图书馆 CIP 数据核字（2023）第 051135 号

策划编辑	于　雷　韩　翔	
责任编辑	于　雷	
文字编辑	靳　羽	
装帧设计	华图文轩	
责任印制	李晓霖	

出　　版	中国科学技术出版社
发　　行	中国科学技术出版社有限公司发行部
地　　址	北京市海淀区中关村南大街 16 号
邮　　编	100081
发行电话	010-62173865
传　　真	010-62179148
网　　址	http://www.cspbooks.com.cn

开　　本	889mm×1194mm　1/32
字　　数	144 千字
印　　张	7.5
版　　次	2023 年 10 月第 1 版
印　　次	2023 年 10 月第 1 次印刷
印　　刷	北京顶佳世纪印刷有限公司
书　　号	ISBN 978-7-5236-0134-1 / R·3053
定　　价	58.00 元

内容提要

经络学说是中医学体系中人体"外经"架构的主体理论，目前中医学界与针灸学科已对经络开展了大量的研究工作。在这些研究之中，有关"正经"的研究相对丰富，但囿于中医经典文献记载较少，对"奇经"的研究相对匮乏。

本书是对任督周行体系理论的全面研究与相关实践的思考探索。全书分内、外两篇。内篇通过考察历史文献，对照奇经八脉中的任督周行之论，阐述其与发轫于道家的"周天学说"相贯联，论述了该学说与医学的融合与发展；外篇则从任督经穴出发解构针灸学中的奇经八脉和其在临床中的应用。本书对任督周天的发生进行了溯源思考及多学科贯通探索，学术性与科普性并重，以期为构建传统学术、学科、话语的一体化"添砖加瓦"。

序

　　中医的学习与践行总不离"读经典、做临床"，在经典研读和临床实践中，往往存在"医与文未必尽工"的困境。本书基于作者针灸临床和医史文献跨学科学习经历，综合医与文两方面的临床学习从业和医史文献考据相关认识，对任督脉整体乃至奇经八脉进行了钻研和探究。瞄准进一步提升中医史学与临床实践的有机黏合度，由跨学科到多学科，探索了人文社科与自然科学研究的交叉与融通。从任督切入的奇经八脉研究，已逐步展开经络研究中的一个新的可细化领域，这是独到的，也是可持续的！

中华中医药学会原副秘书长、世界中医药学会联合会
扶阳专委会会长　孙永章　主任医师、研究员

　　在针灸学经络研究中，对于十二正经的探究是较多的，而有关奇经的研究则相对较少。本书即以奇经八脉中具代表性的任、督脉为整体考察对象，基于传统医学文献，并外拓及诸子文献，全面、系统梳理了任督周行的学术及文化演变史，并以奇经八脉之任督为切入点，触及整个经络腧穴乃至针灸学说体系，提供了整体性的理论创新视角。应该说，这

是针灸经络研究中"补短板"式的探索工作，对针灸临床、科研和教学工作也具备相应借鉴意义。

岐黄学者、中国中医科学院针灸研究所副所长、
博士研究生导师 荣培晶 研究员

囿于中医经典文献中奇经八脉记载较少，对"奇经"的研究相对匮乏。奇经八脉中的任督脉整体上与发轫于道家的"周天学说"相贯联。本书对奇经任督的研究引入《道藏》之活水，破解文献记载不足的瓶颈，基于中医与道家两方面文献史料考证，客观呈现了奇经八脉中的任督周天演变，为针灸史料挖掘提供了新思路，具备相应的针灸史研究价值。

北京中医药大学博士生导师 王育林 教授

本书基于作者在针灸史方面的延续性研究，辨章学术，考镜源流，梳理、思考整体性的任督脉理论及其历史。从经脉史研究深入文明土壤进行多学科贯通，探索了相关实践落点。本书围绕任督史的探究具备针灸史细化研究领域的补白之功，拉近了医史文献研究与临床实践的距离，也为后续全面的奇经八脉史、经脉专史的研究开启了序章。

北京中医药大学博士研究生导师 周立群 研究员、主任医师

古代针灸家有言"学医不明经络，开口动手便错"，针

灸临床实践更讲究"宁失其穴，勿失其经"，经络学说是针灸临证的底层基础。经络体系包含着十二经脉与奇经八脉两个系统，临床上惯用的是手足十二经。相对十二经而言，奇经八脉具有更加整体、简约、高效等实践优势。或因中医经典对奇经八脉记载的匮少，目前临床方面对奇经八脉的临证应用与优势发挥均见不足。刘立安博士结合自身临床经历，从解决具体实践中存在的"瓶颈"出发，传承从师临床之经验，在中医经典基础上拓展文献边界，以任督为例对奇经八脉进行了深入的思考与研讨，这一基于经典文献的针灸学术丰富与发展工作，对临床实践同具实在的指导和借鉴意义。

北京中医药大学东直门医院针灸科

汤立新　主任医师、教授

前　言

　　两院院士大会强调，要建立具有中国特色、中国风格、中国气派的学术体系、学科体系和话语体系。党的二十大报告提出，要"促进中医药传承创新发展"。中医药学具有科技与人文两种属性，是我国独具特色的资源，与人民生命健康、生活幸福息息相关；中医药学的传承精华和守正创新是发展新时代学术、学科、文化和话语的重要内容。

　　经络学说是中医学体系中人体"外经"架构的主体理论，目前中医学界与针灸学科已对经络开展了大量的研究工作。在这些研究之中，有关"正经"的研究相对丰富，但囿于中医经典文献记载较少，对"奇经"的研究相对匮乏。然而，对照奇经八脉中的任督周行之论，可发现其与发轫于道家的"周天学说"相关联。对于奇经任督的研究实可引入《道藏》之活水，破解文献记载不足的瓶颈。鉴于此，笔者申报了北京中医药大学校内课题"道家文献和中医文献中'周天学说'比较及溯源研究"（2019-JYB-XS-043），并融入中华中医药学会青年人才托举工程项目"中华针灸史"（2021-QNRC-B09）相关研究的最新内容，同时参合道家与中医文献，对有关任督周天的重要论述从时间轴上进行了梳理，考镜源流，以期还原最客观的任督周天理论，进而以道家"道法自然"和中医"天人合一"思想为指导，对任督周天的发生进行溯源思考及多学科贯通探索。围绕任督研究管窥整个奇经八脉理论系统，并以实践为落点，探析了相关针灸干预手段及其体系，以问对形式触及了相关病症的拆解，最终回到对于理论考证与构建的哲学思辨，擦亮中医临证初心，并展望了下一步的学术研究方向。

　　本书是对任督周行体系理论的全面研究与相关实践的思考探索，学术性与科普性并重，以期为构建传统学术、学科、话语的一体化"添砖加瓦"。然中华学问、先贤之论深而广，虽皓首而难穷，实为"抛砖"之举，但求"引玉"之效，浅陋之处，敬请广大读者批评指正。

北京中医学大学　刘立安

目　录

内篇　多学科视角下的任督周天史

第1章　先秦人身行气论钩沉

一、行气玉佩铭

（一）《行气玉佩铭》思考

言气功，我们首先要看一看现存最早的气功著作《行气玉佩铭》。《行气玉佩铭》镌刻于公元前五世纪末到四世纪初的一件玉器，该玉器出土于长沙马王堆汉墓，现藏于天津市历史博物馆（图1-1）。

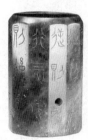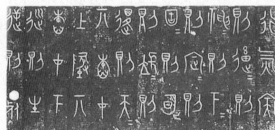

图1-1　《行气玉佩铭》

后经郭沫若、陈邦怀考，《行气玉佩铭》原文共45字，由于玉器所书为篆字，而且时代久远，有斑驳脱落迹象，导致行气铭文字有多个版本，其中有几个字略微不同。摘录代表性释文如下。

"行气，吞则蓄，蓄则伸，伸则下，下则定，定则固，固则萌，萌则长，长则退，退则天。天其本在上；地其本在下。顺则生；逆则死。"

上述《行气玉佩铭》大意记载的是一个呼吸，深蓄气、下伸沉，基本为腹式呼吸之法，"定"与"固"更是合下浮充实的要求，从记载来看，与《老子》所载"虚其心，实其腹"的论述一致，一个呼吸，一下一上，一来一去，形成了一个阴阳小圆。最后两句论及天地，合《素问·宝命全形论》"夫人生于地，悬命于天，天地合气，命之曰人"的论断。人居天地之中，在三才模型之中又称为人部，此部恰为天地气交、阴阳交感的场所，联系生活实际，人呼吸所需的无形清气来源于天部，需要吸之而下；而有形的食物来源于地部。这也正是反映了人与天地相互联系，不可分割，个中道理值得进一步深思。

（二）在"形（精）、气、神"中要抓住"气"

所有的健身功法着眼于一个气字，以导气、周流为任。关于着眼于气的原因，我们要看古人对形、气、神模型的构建。

气聚而成形，形散而成气。若把一个有形的固体无限切割下去（或者加热膨胀蒸发），当其切到分子、原子乃至更小，如柳宗元所言"化身千亿、散向峰头"时，便是形散为气；或如打火机中的燃气看上去是液体，这是压缩聚合的结果，再压便能成为固体，这是气聚而成形的生动例子。由固态到气态，稳定性逐渐下降，可变性逐渐增强，当气进一步变化，由被动变化到主动变化，即是气化生神。而气恰在中间，一肩挑着形，一肩挑着神。抓住了气，便抓住了"哑铃"的中间，这也深合中华文化"中庸""守中""处中以制外"之道。

众所周知，中医体系的构建有赖于"天人合一，取象比类"的思维指导，把人体与自然界对应相参。我们所生活的自然界最下面是大地，为有形之物质；自地以上为大气层，为无形有质之物；根据古人的世界观，大气再上为九天之上及神祇所居，相对虚无。梳理一下，在古贤观念中，宇宙自下而上，由大地到大气再到九天之上，由物到气再到神，由有形渐入无形，由阴至阳。以"天人合一"思想将此自然三层架构找一个角度类比于人体，在人体针灸构建体系逻辑上直接对应的即是"四根三结"，而人体结构上三结头、胸、腹又直接对应脑、膻中、胃、冲脉四海。直接取"三结"为桥梁进行三三类比、一一对应，则自然之物、气、神分别对应人体腹（胃与冲脉）、胸（膻中）、头（脑）。再进一步类比，如选取面部，则物、气、神分别对应面部的口、鼻、眼。这些简单的类比对应完全可以形成体系：下－大地－物－水谷之海－腹胃－口－口味－中－大气－气－气海－胸肺－

鼻－鼻息－上－天之上－神－髓海－头脑－眼－眼神（图1-2），而血海冲脉行于人体中部，亦为十二经之海，上贯三阳，下渗三阴，前合阳明胃水谷系，后合少阴肾脑髓，贯通上述三个巨系统。

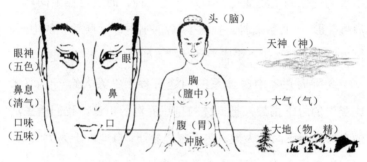

图1-2　人体三部与三结四海对应三才全图

我们进一步分析对应体系中的逻辑，人体通过口摄入物质性的五味入腹部肠胃以充养物质性的形体，通过鼻道吸入气入胸肺之中以涵养气魄，通过眼睛见识五色传入头脑以颐养神采，深合自然、生活之理，也可与现代科学物质 - 能量 - 信息的三元提法想通应。当然经过类比，人体其他部位也可入此体系，不再一一赘述。

二、老庄修习论与"缘督以为经"

（一）最早的"秘籍"

文明哲思中与行气相关的最早的祖书应为《周易》，然言《周易》太过泛泛，本于此古经的修炼智慧最早系统反映在汉代魏伯阳据此所著的《周易参同契》中，我们后面再作详细讨论。言修身保命，就离不开产生于中国本土的道学与道教，就离不开其源头老庄之学，也离不开中国最早的医学著作《黄帝内经》。

（二）老庄之学

老子，姓李名耳，字聃，一字伯阳，或曰谥伯阳。春秋末期人，生卒年不详，出生于春秋时期陈国苦县。道家学派创始人。传说老子生前入周王室任守藏室史，即类似现在国家图书馆的管理人员，在这种环境下应是博览群书且有大学问之人。

孔子与老子生活在同一时期，但老子年长，孔子为晚辈，曾问礼于老子。《史记》记载了孔子对老子的尊崇。

孔子适周，将问礼于老子。老子曰：子所言者，其人与骨皆已朽矣，独其言在耳。且君子得其时则驾，不得其时则蓬累而行。吾闻之，良贾深藏若虚，君子盛德容貌若愚。去子之骄气与多欲，态色与淫志，是皆无益于子之身。吾所以告子，若是而已。孔子去，谓弟子曰：鸟，吾知其能飞；鱼，吾知其能游；兽，吾知其能走。走者可以为罔，游者可以为纶，飞者可以为矰。至于龙，吾不能知其乘风云而上天。吾今日见老子，其犹龙邪。

总之就是神龙见首不见尾之意。

传说老子活了 160 多岁乃至 200 多岁，当然也有争论，如胡适考推老子的寿命在 90 岁上下，即便如此在"人生七十古来稀"的时代也是高寿了。后传其一骑青牛，出函谷关，绝尘而去，不知其踪。

老子留给后世的是《道德经》五千言，一部包罗万象的经典篇幅上仅仅五千字，比起现代的书籍来，可以说是极其简练了。《道德经》分为上下两篇，上篇称《道经》，下篇称为《德经》，合称《道德经》。上篇《道经》，言宇宙本根，含天地变化之机，蕴阴阳变幻之妙；下篇《德经》，言处世之方，含人事进退之术，蕴长生久视之道。全书的思想结构是道是德的"体"，德是道的"用"。

1. 关于《道德经》养生、修道之言的辑要

上篇

是以圣人之治，虚其心，实其腹；弱其志，强其骨。常使民无知无欲。

天地之间，其犹橐籥乎？虚而不屈，动而愈出。多言数穷，不如守中。

居善地，心善渊，与善仁，言善信，正善治，事善能，动善时。夫唯不争，故无尤。

载营魄抱一，能无离乎？专气致柔，能如婴儿乎？

保此道者不欲盈，夫唯不盈，故能敝不新成。

致虚极，守静笃，万物并作，吾以观其复。夫物芸芸，

各复归其根。归根曰静，是谓复命。

见素抱朴，少私寡欲。

我独泊兮其未兆，如婴儿之未孩。

众人皆有以，而我独顽似鄙。我独异于人，而贵食母。

曲则全，枉则直，洼则盈，敝则新，少则得，多则惑。

重为轻根，静为躁君。

知其雄，守其雌。

死而不亡者寿。

下篇

是以大丈夫处其厚，不居其薄；处其实，不居其华。故去彼取此。

反者，道之动；弱者，道之用。天下万物生于有，有生于无。

道生一，一生二，二生三，三生万物。万物负阴而抱阳，冲气以为和。

故物或损之而益，或益之而损。

天下之至柔，驰骋天下之至坚，无有入于无间，吾是以知无为之有益。

名与身孰亲？身与货孰多？得与亡孰病？甚爱必大费，多藏必厚亡。知足不辱，知止不殆，可以长久。

躁胜寒，静胜热。清静为天下正。

圣人皆咳之。

盖闻善摄生者，陆行不遇兕虎，入军不被甲兵，兕无所投其角，虎无所措其爪，兵无所容其刃。夫何故？以其无死地焉。

塞其兑，闭其门，终身不勤。

含德之厚，比于赤子。蜂虿虺蛇不螫，猛兽不据，攫鸟不搏。骨弱筋柔而握固。未知牝牡之合而脧作，精之至也。终日号而不嗄（shà），和之至也。

物壮则老，谓之不道，不道早已。

治人事天，莫若啬。夫唯啬，是谓早服。

天下难事，必作于易；天下大事，必作于细。

人之生也柔弱，其死也坚强。万物草木之生也柔脆，其死也枯槁。故坚强者死之徒，柔弱者生之徒。

甘其食，美其服，安其居，乐其俗。

老子从《道德经》中所反映出来的保身、修道思想或者说对后学的启示可归结为以下几方面。

第一，可总结为准备工作。从态度上要有贵生思想，贵身而轻货与名，这应是孙思邈《千金方》"人命至重，有贵千金"的源头。有了贵生之思想，修持起来才会有动力。同时要能免于俗，不盲目从众，其至绝世独立，所谓"俗人昭昭，我独昏昏……我独异于人"，这实际上也是个坚定初心的过程。进一步在具体的实践中要脚踏实地，一步步来，所谓"天下难事，必作于易；天下大事，必作于细"。

第二，意识上强调去欲存虚静。守静，从外部来说就是所谓"塞兑闭门""不见可欲，使心不乱"，有点"小隐隐于野"的意思；从自身来说，就是知"啬"，并非吝啬之意，而是要知道节省精力。这在医学上也有一个很有趣的现象，有些身壮如牛的人可能突然暴毙，一些病病歪歪的人可能会有很长的寿命，这与体弱者知"啬"有所关联。当然，以上所述是初阶的"虚静"，老子还论述了高阶"虚静"，便是虚其心，致虚极，守静笃，万物并做，这是一种深度入静的境界，也是修道者所持的背景与底色。

第三，身体上强调专气致柔。 这指的是身体要练的柔韧，去掉身体偏阻碍性乃至病理性的应力，也就是医学上所谓骨正筋柔状态，后世的瑜伽功与易筋经等锻炼方法都是走筋柔一路，这也是形体导引术的通理。这里就要谈一谈东西方思想下健身方法的差异。

西方式运动： 在力量训练上，大家先想到的就是器械训练，哑铃、杠铃、臂力器等，多是西方人的力量训练理念，其大部分属肌肉压缩性做功动作，在局部力量及肌肉容量增长上占有优势，肌肉会变硬、变结实。肌肉容量大就一定健康吗？不见得。肌肉容量大了首先会不灵活，再者也容易受到损伤，健美运动员并不是理想的健康群体。我们的祖先早发现这一点，有句指导性的话，"宁可筋长一寸，莫要肉厚三分"。因此，体育专长的初、高中学生在练习各类体育项目时最常见的就是压腿练习，便是在拉伸筋肉，使筋肉变得柔韧。但是这意味着我们要完全舍弃器械训练吗？对于年轻群体来说，舍弃器械训练意味着力量的缺失，是不能的。俗话说：练武不练功，到头一场空。

我们要以中华文化的包容性去汲取西方训练方式的优点，融入民族智慧进行创新。西方以压缩性做功为主的器械训练方法和东方以筋肉拉伸性为主的训练体系有机结合，一张一弛，刚柔相济，灵活配合，这便是"不执一端，处中制外"，形成一套更完美的力量训练体系。当然，训练过程中，注重自身的体会及感受、观察体悟自然是需全程穿插的。对于已经"知天命"的中老年群体，则专气致柔，并进一步探索虚极静笃的境界。

东方式运动：现在最常见的锻炼是跑步，大部分人要么在体育场上跑，数着圈，要么用手机软件记录跑步里程，实际这是西方哲学指导下的跑法。我们来看看传统中国思维指导下应怎么跑。设想一个场景，风和日丽的周末，你去慢跑，不计圈数，心情放松，慢慢把你的脚步和呼吸协调起来，体会每一下脚步落地的感觉（极其放松的状态下，也许能体会到俗话说的"接地气"）、每一次下肢肌肉收缩的感觉、每一拍手臂摆动的感觉。甚至再伴随一段音乐，跑到略有累意之时，就慢走一段，走一走接着体会慢跑，没有什么需要较劲的。这是一种很舒服的状态，锻炼身体需要充分的与自然环境统一步调，关注体会自身的真切感受，充分享受周围与自身，是一种生活理念和习惯，而非一项任务。

再退一步，眼界放开，在跑步运动的基础上，结合站桩等传统静功训练，便是动静相合，也是"处中以制外"。

第四，所达到的效果，能婴儿，死而不亡，食母。 生老病死是人需要经历的自然过程，使这个过程的进度减缓，就是养生以延年。进一步将生老病死的过程逆转，就是返老还童，即是道家返婴之论。这是后世"返本还原"理论以及小儿拳"握固"的源头，此处合的是身体。而"死而不亡"是讲对于精神最后的归处，或许身可灭，精神却永存。食母，有多种解释，但主流学界认为食母就是返道。在这里分享一种理论，霍金在《时间简史》中描述了广义相对论之下一种时空，在这种宇宙模型中，时空类似于一张网，想象一下，修道的个体是这张网上的一个"奇点"，最终与此时空融合为一体，同呼吸，共命运，实现永恒（图1-3）。

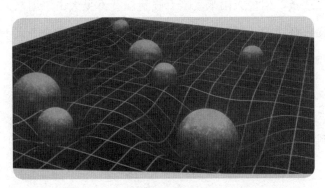

图1-3　时空网

引自［英］史蒂芬·霍金. 时间简史［M］. 许明贤，吴忠超，译. 长沙:湖南科学技术出版社，2018.

2. 庄子

庄子，战国中期思想家、哲学家和文学家。姓庄，名周，宋国蒙人，是继老子之后，战国时期道家学派的代表人物。唐玄宗天宝初，诏追封庄周为南华真人，称其著书《庄子》为《南华真经》。

庄子应该说是个很博学的人，学得多了思想难免深邃，而且想象力丰富，为人也很有个性，鼓盆而歌、拖尾行泥都是其事迹，不再赘述。其文想象奇幻，构思巧妙，反映出多彩的思想世界和文学意境，近年奇幻动画《大鱼海棠》即是在其《逍遥游》一文启发下创作。

其散文则代表了先秦散文的成熟与最高水平。文风汪洋恣肆，瑰丽诡谲，意出尘外，又不失幽默。例如，庄子在《秋水》篇之中写过"鸱鸺夜撮蚤"，是说猫头鹰夜间能够明察秋毫，抓住跳蚤，但白天出来，瞪着眼睛却看不见大山，用来说明万物各有所能、各有所贵，此例之离奇幽默，读来令人不禁哑然失笑。以下是前辈对庄子较有代表性的评价。

司马迁：其学无所不窥，然其要本归于老子之言。故其著书十余万言，大抵率寓言也。善属书离辞，指事类情，用剽剥儒、墨，虽当世宿学不能自解免也。

鲁迅在《汉文学史纲要》言庄子：其文则汪洋捭阖，仪态万方，晚周诸子之作，莫能先也。

庄子的代表作《庄子》一书，亦称《南华经》，与《老子》

《周易》合称"三玄"。此书对宇宙生成论、人与自然的关系、生命价值、批判哲学等都有详尽的论述。原有内篇七、外篇二十八、杂篇十四、解说三，共五十二篇，十余万言。经魏晋学者郭象删减后分内篇、外篇、杂篇三部分，存三十三篇，六万五千九百二十字，其中，内篇七、外篇十五、杂篇十一。唐代成玄英认为《庄子》"内篇明于理本，外篇语其事迹，杂篇明于理事。内篇虽明理本，不无事迹；外篇虽明事迹，甚有妙理"。

对于修道的启示，我们则进行全面的分篇提取，在提炼过程之中，确以内七篇论述最多，每篇均有涉及；外篇则主要集中于《在宥》《刻意》《达生》《天地》《知北游》等五篇；杂篇中《天下》可以说是《庄子》一书的后序，介绍与评判先秦各学派的论著，对庄子的学术进行了总结，阐明了其学术渊源以及对老子的推崇，下面我们详细列出讨论。

内篇

《逍遥游》一文主要阐述了所要达到的境界，即"乘天地之正，御六气之辩，以游无穷"及"至人无己，神人无功，圣人无名"的状态。

藐姑射之山，有神人居焉。肌肤若冰雪，绰约若处子。不食五谷，吸风饮露，乘云气，御飞龙，而游乎四海之外。其神凝，使物不疵疠而年谷熟。

《齐物论》则指出了修道个体与万物的统一，所谓"齐物"。人要回复本真之心，达到与天地万物浑然一体，最终物我两忘。

南郭子綦隐机而坐，仰天而嘘，苔焉似丧其耦。

物无非彼，物无非是。自彼则不见，自知则知之。故曰：彼出于是，是亦因彼。彼是方生之说也。虽然，方生方死，方死方生；方可方不可，方不可方可；因是因非，因非因是。

彼是莫得其偶，谓之道枢。枢始得其环中，以应无穷。是亦一无穷，非亦一无穷也。故曰：莫若以明。

《养生主》的重点在于养神，以我们熟识的"庖丁解牛"例子阐述了不依赖眼睛、耳朵等五官九窍的返神观，以神观万物，并首次提出"缘督以为经"的论述，这应该是有关周天运转的最早文献记载。

为善无近名，为恶无近刑，缘督以为经，可以保身，可以全生，可以养亲，可以尽年。

方今之时，臣以神遇而不以目视，官知止而神欲行。

《人间世》要在纷扰的社会环境下，要专一其心，专一在道。

夫道不欲杂，杂则多，多则扰，扰则忧，忧而不救。

若一志，无听之以耳而听之以心；无听之以心而听之以气。听止于耳，心止于符。气也者，虚而待物者也。唯道集虚。虚者，心斋也。

瞻彼阕者，虚室生白，吉祥止止。夫且不止，是之谓坐驰。

夫徇耳目内通而外于心知，鬼神将来舍，而况人乎！是万物之化也，禹、舜之所纽也，伏羲、几蘧之所行终，而况散焉者乎！

《德充符》则言人身仅仅是一个躯壳，要以精神返道为务，并在日常生活中注重情绪的克制与平和。

今子与我游于形骸之内，而子索我于形骸之外，不亦过乎！

有人之形，无人之情。有人之形，故群于人；无人之情，故是非不得于身。眇乎小哉，所以属于人也；謷乎大哉，独成其天。

《大宗师》则重磅抛出了"天人合一"观念，人要尊重自然、顺应自然，不为外物所累，甚至超脱生死。要在坐忘之中与自然合一，呼吸以深长为要。

古之真人，其寝不梦，其觉无忧，其食不甘，其息深深。真人之息以踵，众人之息以喉。

其一与天为徒，其不一与人为徒，天与人不相胜也，是之谓真人。

彼方且与造物者为人，而游乎天地之一气。彼以生为附赘县疣，以死为决疣溃痈。夫若然者，又恶知死生先后之所在！假于异物，托于同体；忘其肝胆，遗其耳目；反复终始，不知端倪；芒然彷徨乎尘垢之外，逍遥乎无为之业。彼又恶能愦愦然为世俗之礼，以观众人之耳目哉！

堕肢体，黜聪明，离形去知，同于大通，此谓坐忘。

《应帝王》则主要强调要不存私心，且要心境澄澈，如明镜一般。

无为名尸，无为谋府，无为事任，无为知主。体尽无穷，而游无朕。尽其所受乎天而无见得，亦虚而已！至人之用心若镜，不将不逆，应而不藏，故能胜物而不伤。

外篇

《在宥》有一部分主要讲了黄帝问道于广成子，阐述了守清静，不累身，不累神，不着于外物。能返大明至阳境界，使身内外阴阳二气和谐。

至道之精，窈窈冥冥；至道之极，昏昏默默。无视无听，抱神以静，形将自正。必静必清，无劳女形，无摇女精，乃可以长生。目无所见，耳无所闻，心无所知，女神将守形，形乃长生。慎女内，闭女外，多知为败。我为女遂于大明之上矣，至彼至阳之原也；为女入于窈冥之门矣，至彼至阴之原也。天地有官，阴阳有藏。慎守女身，物将自壮。我守其一以处其和。故我修身千二百岁矣，吾形未常衰。

《刻意》则言养神之道，平易虚无，恬淡纯粹，其中以"恬淡"为重。首次涉及吐纳导引。

吹呴呼吸，吐故纳新，熊经鸟申，为寿而已矣。此道引之士，养形之人，彭祖寿考者之所好也。

圣人休，休焉则平易矣。平易则恬淡矣。平易恬淡，则忧患不能入，邪气不能袭，故其德全而神不亏。

圣人之生也天行，其死也物化。静而与阴同德，动而与阳同波。不为福先，不为祸始。感而后应，迫而后动，不得已而后起。去知与故，循天之理。故无天灾，无物累，无人非，无鬼责。其生若浮，其死若休。不思虑，不豫谋。光矣而不耀，信矣而不期。其寝不梦，其觉无忧。其神纯粹，其魂不罢。虚无恬淡，乃合天德。

悲乐者，德之邪也；喜怒者，道之过也；好恶者，德之失也。故心不忧乐，德之至也；一而不变，静之至也；无所于忤，虚之至也；不与物交，淡之至也；无所于逆，粹之至也。故曰：形劳而不休则弊，精用而不已则劳，劳则竭。水之性，不杂则清，莫动则平；郁闭而不流，亦不能清；天德之象也。故曰：纯粹而不杂，静一而不变，淡而无为，动而以天行，此养神之道也。

《达生》主要论及专一，要需用心不散，精神凝聚。

天地者，万物之父母也。合则成体，散则成始。形精不亏，是谓能移。精而又精，反以相天。

用志不分，乃凝于神。

《天地》主要论述去除机动之心，保持纯粹朴素天性的完备，返璞归真。

有机械者必有机事，有机事者必有机心。机心存于胸中则纯白不备。纯白不备则神生不定，神生不定者，道之所不载也。

《知北游》则论生死一气，万物以一贯之，并区别物化与气化，要不为物化所累，以气化而近道。

今已为物也，欲复归根，不亦难乎！其易也其唯大人乎！生也死之徒，死也生之始，孰知其纪！人之生，气之聚也。聚则为生，散则为死。若死生为徒，吾又何患！故万物一也。是其所美者为神奇，其所恶者为臭腐。臭腐复化为神奇，神奇复化为臭腐。故曰：通天下一气耳。

杂篇

《天下》为全书的后序，肯定了老子与关尹的观点，并有所引述，可以为对前贤的继承。对庄子的学说作了评价。

关尹曰：在己无居，形物自著。其动若水，其静若镜，其应若响。芴乎若亡，寂乎若清。同焉者和，得焉者失。未尝先人而常随人。

老聃曰：知其雄，守其雌，为天下溪；知其白，守其辱，为天下谷。人皆取先，己独取后。曰：受天下之垢。人皆取实，己独取虚。无藏也故有余。岿然而有余。其行身也，徐而不费，无为也而笑巧。人皆求福，己独曲全。曰：苟免于咎。以深为根，以约为纪。曰：坚则毁矣，锐则挫矣。常宽容于物，不削于人。

古之道术有在于是者，庄周闻其风而悦之。以谬悠之说，荒唐之言，无端崖之辞，时恣纵而不傥，不奇见之也。以天下为沈浊，不可与庄语。以卮言为曼衍，以重言为真，以寓言为广。独与天地精神往来，而不敖倪于万物。不谴是非，以与世俗处。其书虽瑰玮，而连犿无伤也。其辞虽参差，而諔诡可观。彼其充实，不可以已。上与造物者游，而下与外死生、无终始者为友。其于本也，弘大而辟，深闳而肆；其于宗也，可谓稠适而上遂矣。虽然其应于化而解于物也，其理不竭，其来不蜕，芒乎昧乎，未之尽者。

总体来说，虽然老庄二贤所论都是偏于修道纲领，但比起老子的总括、领起，庄子所论还是更为实际，理论上有一定落地。

首先，理论指导方面庄子提出了从个体角度而言。身体上要注意休养生息，注重阴阳和调；修心则继承老子的清静观念。在纷扰的社会之中要保住清静态，对外要排除外物干扰，道不可杂，保持内心恬淡，心境澄明；对内则一方面注重养神，保持精神的专一在道，在专一的基础上进一步凝神，以心与神去感受、照观万物，另一方面要去除机动之心，保持天性完备，返璞归真。

其次，进一步退身阔局，从小的个体延伸到宇宙万物。以一气及气化论解释人乃至万物的生成，将人与宇宙万物真正有机联系起来，并倡导对自然的敬畏与顺应自然变化，最终达到天人合一境界，也即归道。归道需要以个体本身的清静、返璞、天性保全为基础，进而不着于小处，仰观宇宙之大，俯察品类之盛，超脱生死，精神充实，达到独与天地精神往来，所谓乘天地之正，御六气之辩，以游无穷。

最后，具体指导实践。在生活之中要正确应对名利之累，看轻物欲，保持生活朴素、简单，不使形劳，注意情绪的平和，可以适当进行吐纳与导引，训练呼吸深长，及所谓踵息。松垮肢体，静息意识，进行诱导入静的训练，也就是坐忘。

当然，通过姑射仙人的描述，侧面首启了却谷食气之道，至马王堆帛书中有专篇论述。

在以上基础上，要进一步了解自然、苍生，并认识到万物齐等，用心感受并与自然、万物进行交流、互动。

有关"缘督以为经"，虽无确切文献证据表明庄子时代已经有确切的经络理论体系，但后世学者多从"中"或"身后中脉"训之，如晋代郭象所言"顺中以为常也"。如果释为中则可能指的是中脉（冲脉）或者督脉。明代学者王夫之言："身后之中脉曰督。缘督者，以清静纤妙之气，循虚而行，自顺以适得其中。"清代《南华本义》则直接用小周天理论参对。

第2章　秦至西汉导引、气脉知识的积累

一、《导引图》与《却谷食气》篇

从时间上说，马王堆为长沙国丞相、轪侯利苍的家族墓地，属于西汉初期，正好上接春秋战国的老庄之学，当然这其中也的确出土了重要的气功修道文献，一是《导引图》（图2-1），二是《却谷食气篇》。

（一）关于马王堆导引之术逻辑体系

此导引之术载于一副人物彩绘帛画上，画高约50厘米，长约100厘米，其出土时和《却谷食气篇》及《阴阳十一脉

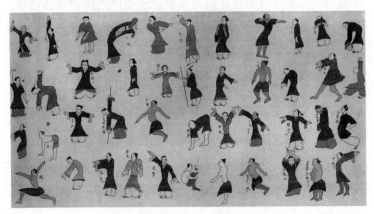

图2-1　马王堆出土的《导引图》（复原）

灸经》乙本捲成一卷，这体现了古人对于修道基本体系的划分，其中《却谷食气篇》属于内修，而《导引图》为"动摇筋骨"的外修之法，《阴阳十一脉灸经》则是修行所需要的基本的人体经络、生理基础，三者有机结合，反映西汉初期对于修道体系的一种基本逻辑建立。

外修：《导引图》共工笔彩绘四十四个人物，分四层，老少均有，男女各半。动作各异，徒手训练者多，亦有持棍、球等器械操练者。原图人物旁有文字简单注释，现清晰可辨者二十余处。

结合文字注释及图画本身，可将其内容大约分为两类：**一类是却病**，也就是说适当的导引训练可以有效缓解病痛，其中有十二个明确标明"引"某种疾病的术式，如引颓、引聋、引膝痛、沐猴谨热中、痛明等；**另一类是延年**，属养生保健范畴，这一类的特点是大多数功法动作是模仿动物设计，如注释中所载的有螳螂、鹤唳、龙登、鹞背、熊经等，可以说是自《庄子》记载"熊经鸟伸"后，仿生导引第一次全景式展现在我们眼前，其后应该直启三国华佗五禽戏。《导引图》对我们还有一个重要启示，便是"外练筋骨皮"时可结合适当的器械训练。这个道理在前文我们已经有所论及。

内修：《却谷食气篇》（图 2-2）因出土后文缺句残，现存可辨者仅 272 字，推测全文字数在 478～485 个，难窥全貌，虽然有不少前辈呕心沥血，试图补正全文，却难有定论，故

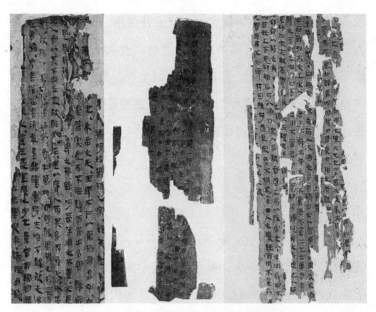

图 2-2 《却谷食气篇》残帛（湖南省博物馆供图）

残文我们不再附，仅将历代训诂、修道、医学等各界前辈的探索旨意，撮合一处，报告如下。

前面介绍过，人通过眼睛视万物入脑颅以养神采，通过鼻吸气入胸中以养浩然清气，通过口纳食物入腹以化生水谷精微，以养身与精，所谓下中上、口鼻眼、精气神、物质能量信息的对应。那么，《却谷食气篇》应该是在这个大背景下，从有形之质层面到无形之气层面的转变。却，从字结构上来说，是由一个去，一个刀组成，本义应为以刀去除，也就是去掉的意思。其实，在释读帛书原文时，本篇到底是"却谷"还是"去谷"尚有争论，但都不出去掉之意。谷，应该引申为食物，有句俗语所谓"人吃五谷杂粮，没有不生病的"，谷的意指应比较广，基本之有形之食。食就不用说了，饭不吃了，总要有替代的，那便是气。以上合起来就是却谷食气，这也应该是对于"辟谷"修道法最早的专篇论述。此篇中还论述了食气要结合日月晦明、春秋天气等，便同为食日月精等吐纳方法的源头。

（二）关于辟谷

关于辟谷一道笔者研究不深也不专，仅从道理上做一点浅的探讨，以抛砖引玉。从现代生理学角度来说，人吃食物，无非就是通过能量转化，保证正常的新陈代谢，以维持生命。如果说像辟谷一样，少食甚至接近于绝食状态，人体有两种可能，一种可能是生理代谢率大幅度降低，对于能量、食物的消耗也大幅度下降，在较低的代谢水平上维持一个基本的生命稳态，*所谓节流*。另一种可能是除了食物这一能量来源通道以外，通过某些修行方法开发了人体的潜能，打开了除消化道以外的从外界吸收能量的通道，*所谓开源*。这并非玄幻之论，《素问·六节藏象论》就有此论，即"天食（饲）人以五气，地食（饲）人以五味。五气入鼻，藏于心肺。"总而言之，辟谷一道不出开源与节流两种，很可能是二者兼有之，值得我们进一步思考。

关于修行的经络基础、生理知识，我们后面作专门的讨论。另外，帛书之中尚有《十问》《合阴阳》《天下至道谈》等篇多涉及房中等内容，属于现代性医学的范畴，其中有关"七损八益"的论述还解开了《黄帝内经》中困扰中医界千年的悬案。这些文献对于后世道家一些关于两性的修炼方法探源或有所启示，在此不再详细讨论。

二、《黄帝内经》的气脉认识

（一）《黄帝内经》简说

《黄帝内经》（图 2-3）分《灵枢》《素问》两部分，是中国最早的医学典籍。其在黄老道家理论上建立了中医学"阴阳五行学说""脉象学说""藏象学说""经络学说""病因学说""病机学说""病症""诊法""论治""养生"及"运气"等学说，从整体观上来论述医学，呈现了自然、生物、心理、社会"整体医学模式"。《黄帝内经》虽然属医学经典，但是

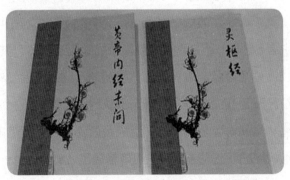

图 2-3 《黄帝内经》梅花本，阅读或研究最常见的善本

其与道家联系紧密，兹摘录一段现传《黄帝内经·素问》首篇《上古天真论》中的文字如下。

"故美其食，任其服，乐其俗，高下不相慕，其民故曰朴。是以嗜欲不能劳其目，淫邪不能惑其心，愚智贤不肖，不惧于物，故合于道。所以能年皆度百岁而动作不衰者，以其德全不危也。"

我们将其与《道德经》的内容相对比，前一句就是赤裸裸的照搬，后两句则是对道、德主旨的追随。

当然，还有一种学说认为《黄帝内经》中的道家色彩是唐代道士王冰撰入。且不管这些争论，比起《马王堆帛书》的简略，《黄帝内经》对人体的生理论述是成熟而系统的，可以说若想修道，不明《黄帝内经》则是不明人体的运行规律，没有生理知识基础，就不能对人体有更深一步的认识与感受。

之所以把《黄帝内经》放在此处，是因为现传的《黄帝内经》可能成书在西汉时期，时间上正好从《马王堆帛书》顺下来，不能说此前进行导引、吐纳的先贤们不懂生理知识。关于《黄帝内经》的成书时代，历来争议不断，马王堆出土文献中有《足臂十一脉灸经》《阴阳十一脉灸经》两篇，其文字、文风较《黄帝内经》古奥，且其描述的经络体系远没有《黄帝内经》所记载的完备、复杂，故认为《黄帝内经》成书断代单纯从文献内容角度而言，上限是西汉初期，而下限则在西汉末。《汉书·艺文志》已经明确记载了《黄帝内经》书名，《艺文志》基本脱胎于西汉末年刘向、刘歆父子编著的《七略》，据此基本将之定在西汉。

（二）中国特色的循环系统

西方医学以心脏为中心、为动力泵构建了血液循环体系，血液循环是有形的。而《黄帝内经》不同于西方医学，以肺为中心构建了气循环体系。所谓"肺朝百脉"，"脉"指的是经脉。当然，中医学所言"肺"不完全等同于现代医学的解剖肺脏。

在人体之中气循环首先要明确经络系统，经络的主体即是十二正经系统。顺便来说一下经络的讲究，所谓"经"有"纵丝"之意，也有路径的意思，简单说就是经络系统中纵行的主要路径；"络"有"网络"之意，简单说就是主路分出的辅路，所谓支而旁者为络。从大的角度来看，经络也是人体参天地来的，古人所谓经天纬地，经与纬，一纵一横，纵代表纵向的天之高，横代表横向的大地向四面延伸。再往深一步说，纵也代表时间，横也代表空间，所谓天时地利、天干地支。经络没有直接叫经纬，是因为人体既有气络，又有血络，络之横向的并没有纬之横向那么规律。但是我们可以明确的是经络之本义与中华文化紧密相连。

人体气循环的主要场所首先在十二正经，十二正经中本身有两个系统，一个是向心系统，另一个是如环无端循环系统。

向心系统：所谓向心系统便是五输穴系统，也是与《马王堆帛书》所论经脉相一致的系统。人体的十二经脉是从手足走向躯干部，也就是经气都是在经络之中向心性流动。

如环无端系统：如环无端系统指的是十二经脉从中焦出，依次流过肺经、大肠经、胃经、脾经、心经、小肠经、膀胱经、肾经、心包经、三焦经、胆经、肝经、最终又回到肺经，形成一个经脉循环圈。手足各经脉间相互连接，气血的运行阴阳相贯、如环无端。

十二经脉的自身矛盾：按照上述两种系统的经气走行方向来说，十二经脉的经气走行就出现了一个矛盾。如手太阴肺经（图2-4），按照向心系统，经气应该从少商穴走向中府穴，而按照如环无端系统，经气则应该从中府穴走向少商穴，在两个系统之中，经气走行次序完全相反，经气到底应如何走行？

两个系统的统一：我们应该追查两个系统的来源，可以说中医理论体系及人体模型的构建离不开对自然界的参考，也就是离不开"天人合一"思想的指导。我们来看向心系统，想象一下，从进化论角度的人体未直立行走之前，用四肢行走，手足均放在地上，手指、足趾成枝杈状，与树木的根部枝杈放射状极其相似。人体从外形结构上参合树木，功能上是否也有通应之处呢？自然界中，树木的根部深扎土壤之中，主要作用是联系、沟通大地，以汲取水分、无机盐等源自土地的养分，人体亦然，通过手足沟通外界，而后自下而上循臂、腿上输，经过自身的养分输注系统（如环无端系统），将养

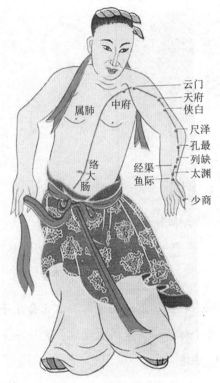

图2-4　手太阴肺经

分输送至干、权、枝、叶（躯干、头发、皮毛），同时回输根部（手、足），覆盖自身每一处结构（图2-5）。这也正是中医针灸的标本根结体系。

两个系统一内一外，一个是自身内修，另一个是与外界联系往来。也就是认为向心系统是原始的机体与外界联系沟通之道，其自根部即四肢末端经气自下而上、由小到大、由浅入深，合以如环无端的人体内部循环系统，将经气循环全

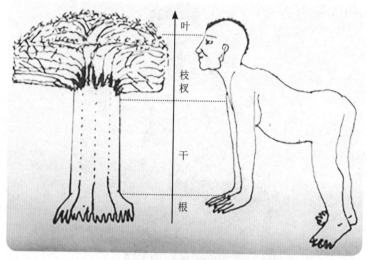

叶

枝
杈

干

根

图2-5　人体比类树木示意

身，从而形成人体整体的生命之树。这正合庄子提出的修行纲领，一个是个体修炼角度的自循环，另一个是与天地、万物往来的生理基础。

　　当然，至此人体的经脉生理并未完整，尚需进一步论及先天奇经八脉系统，这也是修道更为重要的基础。从文献角度而言，《黄帝内经》并未描述完整的奇经八脉体系，而是从其后的《八十一难经》一直到明代李时珍撰《奇经八脉考》，方成体系，同时关于人体类比树木，树木尚有依赖阳光的光合作用，在人体上是否有所体现，我们跟随文献后面探讨。

第3章　东汉以任督为中心的内修学之体系化

一、《周易参同契》其书

老庄已经基本阐明修道的纲领，《黄帝内经》基本阐明修道的生理基础，《马王堆帛书》已经做出修道逻辑范例。这时，我们该推出修道的扛鼎之作《周易参同契》，时间上也恰好推至东汉。

此书乃是东汉魏伯阳所著，全书论以乾坤为鼎器，以阴阳为堤防，以水火为化机，以五行为辅助，以玄精为丹基等，以之阐明炼丹的原理和方法，为道家最早的系统论述炼丹的经籍。其是一部内外丹兼修的道教理论著作，被称为丹经之祖、万古丹经王。该书思想来源本于黄老之学与《周易》，并参考古炼丹术及炼丹古书，借爻象，以论作丹之意。作者由于"恐泄天之符（天机）"，故行文多恍惚之辞、类比之喻，文字古奥难懂，不易捉摸。我们重点着眼于其内修思想。

关于魏伯阳其人，也很是神秘，正史之中没有记载，葛洪《神仙传》仅有只言片语："魏伯阳者，吴人也。高门之子，性好道术，不肯仕宦，时人莫知其所从来，谓之治民，养身而已。"

《周易参同契》一书既为"万古丹经王"，后世之发挥、发展大多本于此书，故我们全面讨论，尽量透彻，可为后续研究铺平道路。

（一）《周易参同契》之名解

周易二字不用说，就是在指《周易》一书，那么就要探讨一下该书的内容，所谓日月和而谓之易，可以说以日月运行代讲变化，具体是讲什么变化？应该是宇宙万物的变化。关于宇宙，先秦杂家著作《尸子》中提出"四方上下曰宇，往古来今曰宙"，也就是时间与空间，后来发展为天时、地利，合上代表万物的灵长（人类），便是天时、地利、人和，也就是《易传·系辞》里讲的天、地、人三才。

关于参同契，可以说是孤例，历史上未见同类，故没有参考，需要分析拆解。一般说法认为，"参同契"为与本书理论来源和基本组成一致，如五代彭晓《参同契通真意序》所说："参，杂也；同，通也；契，合也；谓与诸经理通而契合也。"近代王明《〈周易参同契〉考证》中说："契，书契也，谓三道相通之书契，亦即三道相通之经典也。"所谓三道，即是魏伯阳在《周易参同契·五相类》中所说的大易、黄老、炉火。

笔者不这么认为，既然前贯以周易，则不能将其与周易完全分离解释。周易者，言宇宙、万物之道。参、同相对好理解，主要说契，《康熙字典》载"大约也……刻也"，表示深度相合。**参同契可以代表三个层次，即参考、同步、契合**，指的是人修道要学习、了解《周易》所讲的宇宙、万物之道，首先，理论上达到能基本理解作为参照，然后，进一步在实践中达到与此大道顺应、同步，最终，在理论与实践层面上达到与道严丝合缝，如契约一般，完全契合，也可叫合道、返道。这便是"周易参同契"五字作为一个整体的解释。

（二）时代宇宙观介绍

既然讲宇宙，就会涉及该时期古人的宇宙观，贴合先秦至汉代的宇宙观有三种，分别是盖天说、浑天说、宣夜说（图3-1）。

盖天说：据传盖天说形成于周代初期。《周髀算经》记载"天圆如张盖，地方如棋局"。这就是最古老的"天圆地方说"，也就是说地是方的，向四面延伸，天像个碗一样扣在地的上方，日月星辰都悬在碗一样的天廓上运行。宇宙是一种上下结构，可以说八卦形成、两卦上下相叠形成六十四卦皆本于

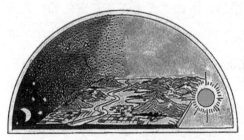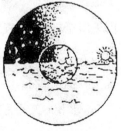

图3-1 盖天说与浑天说模式示意

此模型，"地气上为云、天气下为雨"之阴阳交感也出于此，修道过程之中，自人身（躯干部）从下而上，由腹到胸精化气，由胸到头气生神，主要场所以任督脉和中脉（冲脉）为重点，也是合于此盖天模式。

浑天说：不知起于何时，至汉代以张衡为代表。此说认为天好像是一个鸡蛋壳，地好比鸡蛋黄，天大地小，天地各乘气而立，载水而浮。这种天文理论，可以说属于地心体系范畴，但在当时仍然是进步的。**此说的进步之处主要是由原来简单的上下模式，转换为环转模式，可以说依照此宇宙模型创立了"气周流理论"，气周流的典型代表就是小周天（行于人身，也就是躯干部的任督脉）与大周天（行于身与体的所有经脉），也与时间上的四季轮替、月相盈亏交替、日夜交替相合。**

宣夜说：此说由汉代秘书郎郗萌及其先师所创立。宣夜说认为，所谓"天"，并没有一个固体的"天穹"，只不过是无边无涯的气体，日月星辰就在气体中飘浮游动。此说是中国古代一种朴素的无限宇宙观念。其实，此说最早可能也出于道家。《庄子·逍遥游》所载"天之苍苍其正色邪？其远而无所至极耶"，表达了对宇宙无限的猜测；同时加以庄子提出的天下一气及气化论，可以说是此说的发端。我们把宣夜说文献摘录如下。

《晋书·天文志》载：天了无质，仰而瞻之，高远无极，眼瞀精绝，故苍苍然也。譬之旁望远道之黄山而皆青，俯察千仞之深谷而窈黑，夫青非真色，而黑非有体也。日月众星，自然浮生虚空之中，其行其止皆须气焉。是以七曜或逝或住，或顺或逆，伏见无常，进退不同，由乎无所根系，故各异也。故辰极常居其所，而北斗不与众星西没也。摄提、填星皆东行，日行一度，月行十三度，迟疾任情，其无所系著可知矣。若缀附天体，不得尔也。

关于宣夜说对于修道的意义在于，至修道后期的炼神还虚，此阶段应该旨在与天地、万物相沟通，归于一，独与天地精神往来，归于无限，必然需要有一个气化、无限的宇宙模型作为参照。

至于炼神还虚，应该是超脱宇宙模型，探索宇宙本原的阶段，笔者窃以为如同金庸先生《倚天屠龙记》中描写的乾坤大挪移第七层一样，应该想象多于实践。题外话，至于为什么写至第七层，应该与六十四卦之六爻有关，易卦爻数为六，依次上升至第七爻，则复于原爻，这也是依据至七而复的"天道"，体现了金庸先生对于传统文化的把握。

思路上我们先探讨《周易参同契》用到的《周易》之道，再讲如何理论参考、实践同步、有机契合。

二、《周易参同契》与易之道

《周易》主体为卦象，我们先从卦开始，把易学基础进行一个浅探，包括十二消息卦、纳甲说、六虚说、卦气说等。

（一）八卦系

1. 探索八卦之源

八卦者，乾、坎、艮、震、巽、离、坤、兑（图3-2），水火者，阴阳之征兆也，类似于一个代表、一个品牌，在先天卦表示阴阳气消长方面，坎、离二者并不入卦。我们把剩下的六卦作为一个整体来解，乾坤二卦分别代表天地，天、地分别为阴阳之本始，天地已定，则阴阳需交通消长，地要不断地接近天，天不断地接近地，所谓天地阴阳交感。结合现实，最接近天空的土地是高山，所以代表山的艮卦，是在坤卦的基础之上取象，最上面的一爻因接近天得天气而变阳，

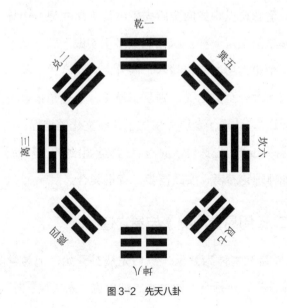

图3-2　先天八卦

成为艮卦。天上的气流向下走，则形成空气的对流，产生风，所以代表风的巽卦是在乾卦的基础之上，最下面的一爻得地气变成阴，成为巽卦。地气继续上升，真正到达天空阵营时，变作云，所谓地气上为云，当云层积累到一定厚度则为乌云，乌云则可产生雷，实际上雷出于云出于地阴，其上到天后沾染了天的特点，表象为阳性雷火，其符号是上面二阴爻，下面一阳爻。天气继续下降，最后便是雨，所谓地气下为雨，雨下到地上后便成了雨后的小水洼，便是泽、兑，其沾染了地气，表象为阴性之水，实际上其本为天气，兑的符号是下面二阳爻，上面一阴爻。这便是天气上为云，地气下为雨，也是天地交感的过程，氤氲又称云雨之事，也与孕育一词谐音。在天地阴阳交感过程中六卦肇始，再合作为阴阳之征兆的水火，则成八卦。

2. 十二辟卦

十二辟卦（图 3-3）字面很好理解，就不再多解释，其又称之为十二消息卦，与中国人的观念有关，认为阳气进为息，阴气进为消。即从复卦一阳复始到乾卦阳气至极，在这个阶段阳爻逐渐增加，因此这六个卦称为"息卦"。息就是生长之意，生生不息。紧接着从姤卦开始，阳气渐消，阴气萌发。即阴爻从姤卦的初爻开始，逐步上升，而阳爻则逐步减弱，至坤卦六爻全阴，至此阴气至极，阳气被剥落殆尽。这个过程阴爻逐步增加，阳爻依次减少以至全阴。因此，从姤

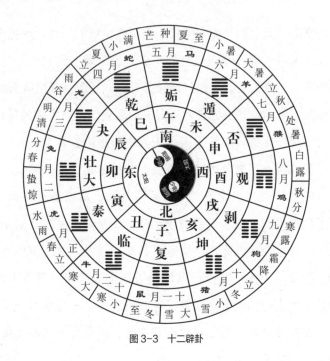

图3-3 十二辟卦

卦到坤卦叫"消卦"。消就是消减的意思。看上图时间配置，则十二消息卦的阴阳消长从自然角度严合太阳对地球的光照力度。如从冬至开始，阳光照射逐渐增加，则一阳生，阳气上。从夏至日照时间减少，则一阴生，阴气上。对于一日来说，子时一阳生，午时一阴生；对于一月来说，晦朔（月末到初一）之间一阳生，望月（十五）一阴生。阴阳进退的天时周期，会指导我们在修道的进阳火、退阴符时与之同步。

3. 纳甲

纳甲不是很好理解，简言之，是将十天干，即甲、乙、丙、丁、戊、己、庚、辛、壬、癸合起来。天干，与天相关，有两个含义，一是代指时间因素，所谓天时；二是指天数五，所谓五行，周行不殆，可以以其性与人体之脏腑相合。回到八卦，我们前面追溯其起源于阴阳变化，也就是说此纳甲，是在阴阳大道基础上，纳入了天时因素。具体配伍如下（表3-1）。

表 3-1　八卦与天干配属

乾	坤	坎	离	艮	震	巽	兑
甲、壬	乙、癸	戊	己	丙	庚	辛	丁

十二消息卦可以直接配一年十二月，一日之十二时辰，然一月有三十日，即难配，故以纳甲法分为六节，三日、八日、十五日、十六日、二十三日、三十日，实际上六节合六爻，则又是乾坤变化。

4. 六虚

六虚将干支进一步相配，即在天时的基础上引入地利因素。也就是十天干与十二地支配成六十组干支，所谓六十甲子，六十为干支的最小公倍数。这六十组干支均以"甲"字开头，共有六组，故称为"**六甲**"，因十日为一旬，故古代又有"六旬"之称。在六十甲子循环之中，每一甲或每一旬的循环中，地支多出两个，称为"**六孤**"，地支本身又有六种相对，所谓六冲，即子午相冲、丑未相冲、寅申相冲、卯酉相冲、辰戌相冲、巳亥相冲，与六孤相冲者，即为"**六虚**"。

《史记·龟策列传》载："日辰不全，故有孤虚。"裴骃集解："甲乙谓之日，子丑谓之辰。"《六甲孤虚法》：甲子旬中无戌亥，戌亥即为孤，辰巳即为虚。甲戌旬中无申酉，申酉为孤，寅卯即为虚。甲申旬中无午未，午未为孤，子丑即为虚。甲午旬中无辰巳，辰巳为孤，戌亥即为虚。甲辰旬中无寅卯，寅卯为孤，申酉即为虚。甲寅旬中无子丑，子丑为孤，午未即为虚。

在表 3-2 中发现六虚有居中的特点，非常有意思。

表 3-2　六甲空亡

旬	六十甲子										空亡地支
甲子旬	甲子	乙丑	丙寅	丁卯	戊辰	己巳	庚午	辛未	壬申	癸酉	戌亥
甲戌旬	甲戌	乙亥	丙子	丁丑	戊寅	己卯	庚辰	辛巳	壬午	癸未	申酉
甲申旬	甲申	乙酉	丙戌	丁亥	戊子	己丑	庚寅	辛卯	壬辰	癸巳	午未
甲午旬	甲午	乙未	丙申	丁酉	戊戌	己亥	庚子	辛丑	壬寅	癸卯	辰巳
甲辰旬	甲辰	乙巳	丙午	丁未	戊申	己酉	庚戌	辛亥	壬子	癸丑	寅卯
甲寅旬	甲寅	乙卯	丙辰	丁巳	戊午	己未	庚申	辛酉	壬戌	癸亥	子丑

从以上表述发散一下，此六甲法可以地中数为六，为天地之配，也可以如裴骃之集解，十天干代表日，十二地支代

表时辰，则在日辰的基础上产生更精细的时间流动循环组合，如此可窥见易学精细之一斑。

5. 六十四卦之主气

在十二消息卦基础上进一步细化，将六十四卦都用上，便是六十四卦主气。六十四卦先将居于晦朔之间（月末与月初间）、十五、十六之间（望，俗话说："十五的月亮十六圆"）的乾坤二卦拿出来，水火者，阴阳之征兆，再将代表水火的坎离二卦拿出来，便剩六十卦，将其平均分布于一月三十日当中，则每日上午，从子到午一卦，下午，从午到子一卦，这是**一月之主**。

如果以年为单位，则六十卦更直日用事。这个则是在后天卦基础上将经、纬提取出来，则以坎、离主二至，以震、兑主二分，剩下六十卦，每爻主一日，则为三百六十日，余五日四分之一日，每日记为八十分，则余者共四百二十分，均分于六十卦中，则每卦得六日七分，即传统**六日七分法，为一年之主**（图 3-4）。

由六十四卦主气说，得窥易学的精妙繁复，变化无穷。《素问·阴阳离合论》曰："阴阳者，数之可十，推之可百，数之可千，推之可万，万之大不可胜数，然其要一也。"可谓阴阳之中复有阴阳，本于阴阳大的卦象，也是卦象之中复有卦象。我们要尝试探索其后共通的关键，这有一门古代学科，称帝王之学，我们后面介绍。

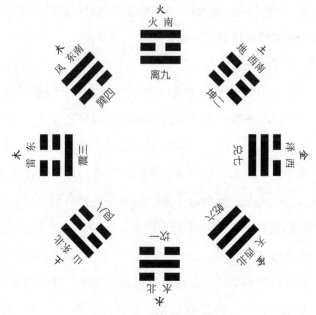

图 3-4　后天八卦水火为经、金木为纬

（二）先天八卦到后天八卦

在以上论述中，将六十四卦主气时，在一月之主中，拿掉四卦，根据的是先天卦，而一年之主中拿掉的四卦，根据的是后天卦。关于依据先天八卦与后天八卦的原因，我们还需探究一下两者之间的区别。

先天八卦，我们之前讲了，是一个朴素的天地阴阳之道，天地设位，阴阳定性，具有相对静止性。而世界必然是动静结合的，动则有其式，也就是说，动则以周行为主，周行则要引入"行"的概念，在中国文化体系之中就是"五行"。

五行之载最早见于《尚书·洪范》，即"水曰润下，火曰炎上，木曰曲直，金曰从革，土爱稼穑"。五行的意义在于将天地风雷等的变化难寻的自然概念换成了生活中看得见、摸得着的事物分类。所谓落地，对于人类来说更好理解与把握。然而其源头还得追溯到两张古图，河图和洛书，可以说河图、洛书（图 3-5）首先以数的形式表达了五行文化。但是河图、洛书是没有配文字的，仅仅是数。后来合上传说是汉代典籍的《尚书大传·五行传》记载的"天一生水，地二生火，天三生木，地四生金。地六成水，天七成火，地八成木，天九成金，天五生土"，形成五行生成及周转体系。

河图讲的是五行的生成，产生一个基本的定位、定性，洛书则形成圆圈，转动起来，与西方古文化中宇宙观"衔尾蛇"模型（图 3-6）有相通之处。洛书以数论是"戴九履一，左

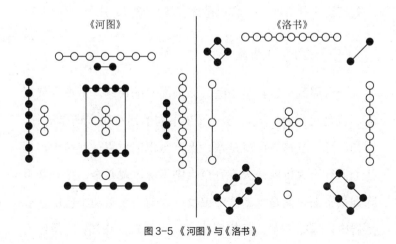

图 3-5 《河图》与《洛书》

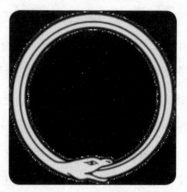

图3-6 衔尾蛇模型

三右七，二四为肩，六八为足，五居其腹"。可以将洛书之数与后天八卦之数比较，对比两个图，我们可以发现是一样的。同时也可以发现，五行之中，木居于左（东方），金居于右（西方），火居于上（南方），水居于下（北方），土分局斜角，如同一根轴一般，这根轴最像的是地球自转的偏向轴。实际上到底讲了什么呢？一言以蔽之，就是源自老庄的一气周流。

（三）关于一气周流

一气周流可以说是中医人必须面对的课题，所谓一气周流，就是说只有一气，这一气在不同的运行阶段即是五行。例如，这一气在下面就是水，上升至木的位置，就是木，再往上，行至火位就是火，升至火则下降，就是金，接着金再降到最下面，又是水。其中土没有参与。土有两个作用，一是居中，厚德载物，斡旋四维，充当车轴的作用；二是作为火到金之间的过渡，可以看出，由水到木再到火，都是相生顺序，而金火之间是相克的，中间必须有一个过渡才行。以四季为例：夏天属火，秋天属金，夏天过渡到秋天时，由于火克金，金气伏而不敢出，这个时间就是夏秋季节之间的"三伏"，又叫"长夏"，属土，这就说的土斡旋于火金之间的作用。**五行归根结底就是一气，只是这一气运行到不同阶段的指代和象**（图 3-7）。

（四）一种关于河图的天文学假说

有一种天文学说法，河图指代的是古人天文观察，也就是观星的总结，描述的是地球与其最相近五大行星的关系，用现代话说就是地球与太阳系中金、木、水、火、土五大行星的距离、磁场、引力等相互影响因素的变化规律。

河图乃据五星出没时节而绘成。五星古称五纬，是天上

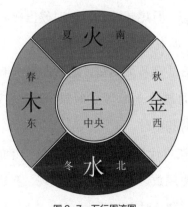

图 3-7　五行周流图

五颗行星，木曰岁星，火曰荧惑星，土曰镇星，金曰太白星，水曰辰星。五行运行，以二十八宿为区划，由于它的轨道距日道不远，古人用以纪日。五星一般按木火土金水的顺序，相继出现于北极天空。《鹖冠子·环流》说：斗柄东指，天下皆春；斗柄南指，天下皆夏；斗柄西指，天下皆秋；斗柄北指，天下皆冬。河图洛书绘制所据星象出没规律可以说合上了其生成之数，具体如下。

北方水星在古代称辰星，通常在每一年的1月、6月和11月出现，在每一月尾数逢1、6的时候出现，在每一日的1、6、11时辰出现，即子时、巳时、戌时。

东方木星在古代称岁星，通常在每一年的3月和8月出现，在每一月尾数逢3、8的时候出现，在每一日的3、8时出现，即寅时和未时。

南方火星在古代称荧惑，通常在每一年的2月、7月和12月出现，在每一月尾数逢2、7的时候出现，在每一日的2、7、12时出现，即丑时、午时、亥时。

西方金星在古代称太白星，通常在每一年的4月和9月出现，在每一月尾数逢4、9的时候出现，在每一日的4、9时出现，即卯时和申时。

中央土星在古代称镇星，通常在每一年的5月和10月出现，在每一月尾数逢5、0的时候出现，在每一日的5、10时出现，即辰时和酉时。

以上假说可以说是目前比较流行的一种说法，《中国医易学》等一些著作多有所论。此论为我们提供了一种多视角的发散思维。

在此基础上，如果我们沿着这个思维深入一下，洛书即可在这个基础上，加以地球的自转因素，进一步绘成。

三、由卦象河洛至于帝王之学

（一）易学细化与遁甲

以上我们简单介绍了《周易参同契》所本的天地自然之道，其实只是冰山一角。我们要进一步追溯一下《周易参同契》成书时期易学所达到的高度。《周易参同契》成书时期恰逢东汉，东汉的统治阶层对具有一定预测性质的谶纬之学大有好感，设易学博士，也就是易学进入官方学术体系，其中以京氏易最盛之时，可以说我们上文介绍的纳甲、六虚、主气，无不与京氏易学派之说密切相关。在当时有一本易学著作《易纬》，可以看出此书和《易经》的关系，也是一纵一横，《易经》讲的是天地大道趋势，《纬书》则讲小的横生枝节的预测。京氏易与《易纬》多有相通之处，又迎合了统治阶层的谶纬爱好，因此出现繁荣。

京氏易既然在这样的时运与社会背景下发展，也必然带有着眼于细的特点，可以说京氏易尤重于精细日辰之计算，魏伯阳在写时即参考了京氏易这种思想，所以《周易参同契》一书繁复而难以求索其门径。

然而万变不离其宗，既然是易学，京氏易无论如何繁复，终究不离易学大宗，不离天地阴阳大道，无论京氏易还是其他易学推演之术，都是围绕易学之道的逻辑体系。

从逆向思维切入考察，既然《周易参同契》所本的京氏易走繁复、精细路子，我们可以看一看易学之中最精细的是哪一门，然后据此精细推演，反观、总结其逻辑大类。

易学变化之极，就是遁甲之学，俗称奇门遁甲。其是奇门、六壬、太乙三式之首，最有理法，被称为帝王之学。奇门遁甲的基本格局包罗了人事、生活、社会制度及天文、地理、物候等，其典型代表人物有传说的黄帝、姜太公、张良、诸葛亮、刘伯温等。古代奇门遁甲应用于战争，四两拨千斤，百战百胜，无往不利。这门学问中的玄机秘奥从古到今口耳相传，非有专师，非得其人，其旨不传。

实际上，遁甲之学在周秦时期称为"阴符"，汉魏时期易名"六甲"，隋唐及宋元时期改称为"遁甲"，明清以后方始统称为"奇门遁甲"。这与《周易参同契》中的六甲、六孤、六虚相一致。

我们先放下将遁甲之学完全弄明白的想法，遁甲最初创立时，共有四千三百二十局，后改良为一千零八十局，到周朝时，姜尚因行军布阵的需要压缩为七十二局，汉代张良得黄石公传授后，再次改革，成为现在使用的阴遁九局、阳遁九局，共十八局。由此可见，遁甲之学可繁可简，变化无端，传说自古至今有不少人因钻牛角困于遁甲之学，出现精神问题。我们放下推演，先简单归纳其理念，提炼出其中的逻辑。

遁甲之学中论述了万事万物的影响与决定因素，大略有以下五大类（表3-3，图3-8）。

表 3-3　遁甲之学结构

天	九星	天心星、天蓬星、天任星、天冲星、天辅星、天英星、天芮星、天禽星、天柱星
地	九宫	乾、坎、艮、震、巽、离、坤、兑、中
人	八门	开、休、生、伤、杜、景、死、惊
神	八神	直符、腾蛇、太阴、六合、白虎、玄武、九地、九天
局	以上＋其他	天、地、人、神、星、门、奇、仪

通过简单地梳理与总结，我们可以发现这五类因素最基本的是天、地、人，也就是天时、地利、人和。如果联系自然、物理学科，天，是天体运行对当下事物的磁场、引力影响，要研究天体运行的周期，最明显的是日、月，所谓得天时，也就是**时间**；地，是地球本身的公转、自转，以及当下事物所处的位置、环境对其的影响，举个极端例子，在赤道上与两极可能差异极大，所谓地利，也就是**空间**因

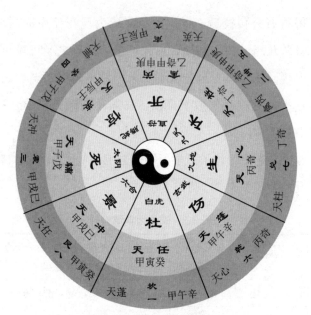

图3-9 奇门遁甲推演式盘

素；人，马克思主义辩证法表示要在尊重自然规律的基础上发挥人的主观能动性。古人所谓"天行健，君子以自强不息；地势坤，君子以厚德载物"，一言便高度凝练了天、地、人的关系，要在尊重天地特点的基础上，注重人和。

至于神，除了以上三类可知，相对的理性因素以外的其他因素，也就是未知的力量或相对神秘、不可控的力量，称之为神。事物顺利，有时我们会说"如有神助"，就是指的这个方面。

局，就是组局，也就是将天、地、人、神四大类中的各个因素排列组合，在合上星、门、奇、仪的运筹方法，本身因素、方法又相互影响，产生无穷的变化。如图 3-9 中的式盘上，每一层盘转动，与其他的盘组合，即变化繁复，便体现了遁甲之学起源变局众多。

关于组局的相互影响之道，不是很好理解，我们举个例子，如天和地，也就是时间和空间，怎么相互影响呢？时间对空间的影响，大家都知道的是随着时间的流逝，空间上沧海桑田的变化，如随着年纪的增长，空间上小孩子形体在长大。而空间对时间的影响则相对抽象，经典力学系统建立以后，曾经在相当长的一段时间认为此体系完善，但后又发展出量子力学系统，有一个为此体系奠基的质能转换方程：$E=mc^2$。这说明了有形与无形的相互转化，也是形气转化。其中，还有一个定理，当在空间之上物体的速度达到一定值时，时间轨道可以发生扭曲，而以此为基础的"虫洞""时间旅行"等说法也大肆流行，这些说法便是空间对于时间的影响。

（二）闲谈两句预测学

综上所述，当对事物的影响因素有一个全面、系统的把握，也就可以基本预知事物的发展趋势。有一些预测学相关内容，被斥为迷信，我们沿着以上思路，从逻辑上解析，如同时看到两所房子，一所是坚固的新楼，一所是风雨飘摇的豆腐渣工程，那么我们预测一百年以后房子的情况，大部分人可以肯定风雨飘摇的豆腐渣工程撑不到百年，百年后其在空间上会消失，这是放大的预测学。我们再往下探究，如果一所房子，已经有了很隐匿的裂缝，一般人很难发现，如果被我们仔细观察后发现，同时我们又充分了解此建筑的力学构造，这个很隐匿的裂缝正好破坏了其力学结构关键点（如美剧《越狱》中，麦克利用胡克定律破墙所确定的力学关键点，把图3-9的鬼脸按比例投影到墙上，鬼脸外轮廓每个尖角处就是该墙的承重点），就能预测这所房子不久就要倒塌了。这便脱下预测学的玄化外衣，在中医学里称为见微知著。

四、以任督为中心的内修学体系雏形

（一）《周易参同契》原文提要

先进行一个简单的总结，周易讲了天道，其注重宇宙中的各种因素对事物的影响。这些因素从最精细的角度分为天

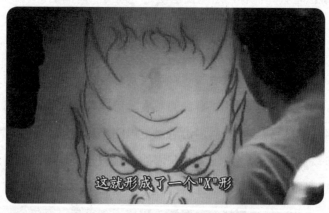

图3-9　美剧中利用胡克定律确定力学关键点

时、地利、人和、神、组局五种，最基本的及相对可控的就是天、地、人三种。这也是《周易参同契》中人体参合宇宙的基本关注要素。我们以此思路，回到《周易参同契》原文，进行简单的梳理。

大易总序第一：全书总纲，以阴阳为纲，讲天地、水火定位、定性，人要注意处中以制外，注重四季、月节，注重日辰推算，注重四时、五行相合，应时、顺势而有所动。

乾坤设位第二：时间、空间设定，静态。讲的是天地，我们见到的天地是时间、空间的统一，天地是乾坤在现实之中的显像，以天地的上下定位，开启阴阳的变化，包囊万物，衍生有无、虚实等相对关系，为道纲纪。

日月悬象第三：时间、空间由静到动。当乾坤设好位、定好性，此时的宇宙尚为静态，要由静到动，时空轮转，周转运行起来，最直观的就是日、月的运行。这是其章节主要论及内容，日月可以应阴阳、应水火，进一步应坎离二卦。

圣人上观第四：天时、地利后，引入人和因素。总结了历代圣人的问道过程，在此基础上讲了圣人将阴阳、五行、方位等以纳甲法统一起来的方法，也就是将天时、地利因素通过人的智慧统一起来，进一步强调要上察河图文，下序地形流，中稽于人心，参合考三才。这与我们易学的分析完全对上了。

君臣御政第五：得道先治国，所谓兼济天下。这应该是将以上讲明的道理用于治国，讲了君臣各居其位的配合之道。

练己立基第六：得道独保身，所谓独善其身。修身，先打基础。强调最开始就要走正道，基础要打正，要注重由内而外，安静虚无，不为外物所累，继承其先祖老庄之学。

明知两窍第七：在内在虚静的基础上，了解并守住人体与外界的交通之处，上下诸窍。其中重点讲了肺与肾的精气上下互化之道。

明辨邪正第八：描述了旁门左道，要知之、杜绝之，走正道。并提及走正道可以达到的境界。

龙虎两弦第九、金返归性第十：提出具体金丹法，修持时注重一月之中，两个弦月与晦朔之间的时间把握。第九讲两弦，第十讲晦朔。

二土全功第十一：讲以土之德，合子午、戊己，金丹可成。具体涉及三五术数和五行生克。

同类合体第十二：讲伏食，要求同类合体，同气相求之道。人以食为天，入口要讲究，要了解万物的性味，以此助道。另外，涉及外丹之道。

三圣前识第十三：回顾伏羲、文王、孔子三圣在易学大道的几次革命。伏羲画先天八卦，为易学肇始。文王将先天卦化为后天八卦，并完善六十四卦，将八卦的宇宙、自然应用推向一个新高度。孔子为《易经》插上十只翅膀，又称十翼，作《易传》，将易学引入人文领域，是又一次革命。

金丹刀圭第十四：讲金丹修持所把握的度。刀圭，古代指量药具，指代度量的把控。

水火情性第十五：接第九与第十，讲一月之中，朔望之间的关键。需了解日月运行，水火的特点，二者如何交感。

阴阳精气第十六：言人体的阴阳、精气为修道关键，要顺时而动。这章在讲完一月的规律与讲顺日而动之间。

君子居室第十七：讲以卦配日，顺日而动。进一步点明顺应四时五行。

晦朔合符第十八：讲在晦朔之间，一阳生，修持之始。以乾卦讲阳气之进，一直讲到用九，可以说是进阳火。

爻变功用第十九：讲阳气盛极，由阳到阴，由乾到坤，退阴符。基本是沿着十二消息卦周行。

养性立命第二十：在身体层面以精气为主的基础上，引入精神层面，言性命双修之法。言人之初，法相具足，承袭老子返婴论。

二气感化第二十一：言性命之修，仍不离阴阳、水火。二者仍需交融感化。

关键三宝第二十二：言耳口目，先闭以求心专，修而后敏。言先破而后立，破浊音，立正阳。

傍门无功第二十三：谆谆告诫要走正道，不要行旁门。道之所归，约而不繁。

流珠金华第二十四：讲如何将上述阳火、阴符、性命各要素统一起来。言此道的艰深，需来去配合，得其法。

如审遭逢第二十五：讲电光火石之间的好坏辨别，对际遇的把握。遭逢，就训诂学而言，除了有遭遇的意思，还有际遇之意。

河上姹女第二十六、男女相须第二十七：引入女丹内容，言及男女同修之法。男主外，女主藏，各得其所。

四物混沌第二十八：讲五行归于一气之道。金木水火返于混沌戊己，均为一气。

卯酉刑德第二十九：讲合于天时，子午为经，卯酉为纬，归于道。道，不可尽意，不能完全描述与表达。道落实到万物，具体化后，主要表现为德，德就是生，像佛家所言"上天有好生之德"，即是说德和生的相通，生对应的就是刑杀，则生杀、刑德又成为一对阴阳。生对应东方、卯、木、春生、生长等，杀对应西方、酉、金、秋收、肃杀等（十二生肖酉鸡，常称为金鸡，如金鸡独立），这对阴阳最终归于道。

君子好逑第三十、圣贤伏练第三十一：再次强调修道要知调阴阳，潜心坚持。不可偏执一端，不能急功冒进。

法象成功第三十二：人体与天地大道相参同，完全契合，即得道。描述得道后的景象。

鼎器妙用第三十三：喻以人体为丹道的鼎器。描述具体人体部位与鼎炉的对应及相关应用。鼎器也指外丹所用鼎炉。

补塞遗脱第三十四：补充说明黄老、炉火之道皆归于大易，三道由一。

自叙启后第三十五：本书后的序言。

顺着人体参同、契合《周易》所讲的天地大道的思路，我们将《周易参同契》三十五章梳理下来，**可见其中的基本逻辑是通的，此书首先讲大易之道，其次讲个体顺应此道进行修持，由个体扩展到男女同修，最后讲功成之象。**其中穿插着强调修道禁忌、把握机遇、潜心修持、知调阴阳等。

然而，我们也要客观理解，《周易参同契》一书年代久远，隐喻较多，曲而难解，相传宋代大儒朱熹穷尽一生也未能窥得该书门径。从古至今，解者也多，可谓仁者见仁，智者见智，我们是从内丹角度进行了梳理，其中很多篇章，如果从其他角度，如外丹角度，会有完全不一样的解法。现代主流学界对《周易参同契》的研究，多认为其是内丹、外丹杂合，在此简要介绍，也藉此点明我们仅为一家之言，供参考之用。

（二）《周易参同契》核心思想再梳理

我们上面理顺了《周易参同契》的原文，现将其思想、逻辑体系抓出来，看看具体实践中个体如何与天地之道相契合。

1. 关键在阴阳

人体为宇宙之中的一个有机组成部分，要抓住最有纲纪性质的阴阳，根据阴阳消长的规律进行修道，是最关键所在，修法甚繁，抓住阴阳便走向相对简明。

2. 不离三才

修炼过程中，要以天时、地利、人和体系贯穿始终。

3. 修道所起

天时：在坤复之际。一日之中在亥子之交、一月中在晦朔之间，一年之中在冬至左近。

地利：在西南之乡。李时珍《奇经八脉考》中认为，西南之乡，乃为坤地，以先天卦天地设位算，在下部。

人和：具体到人体在尾闾之前、小肠之下、灵龟之上，大约是关元穴，此处在女士为生殖系统的投影。古人认为任、督、冲三脉皆起于胞中，出会阴穴，称为"一源三岐"，与此相印证。佛家修身法中有"三脉七轮说"，此处大约与其海底轮相应（图3-10）。

4. 主体过程

后世所谓后天之气接先天之气。**分阴阳，**阳为进阳火，阴为退阴符。

5. 进阳火、退阴符本义考

实际上进阳火、退阴符的本意要结合十二消息卦理解。进阳火是从坤复开始，阳爻渐进，其实最开始退阴符应也在此阶段，指随着阳爻的推进，属阴的爻符渐退。所谓阳进阴退，二者是一个相伴的过程，但随着内丹学的发展与后世修道学者的注解，逐渐演化为两端，退阴符则指乾姤之间，阴爻

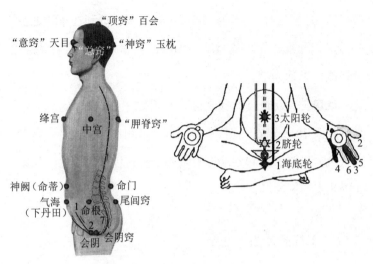

图3-10　人体下丹田、会阴穴及佛家海底轮

渐来。

进阳火：丹田元气积累到一定程度后，产生质的变化，与自然界阴阳消长同步，叫进火。简而言之，就是充分开发、调动机体的生理、心理功能与潜力，与天地同步，以顺应天地助养其阳气，盗取天地之阳，以类似于充电，合《黄帝内经》"春夏养阳"与"得阳气则生"。

退阴符：指火到一定程度，人体元气产生新的变化，与自然界阴阳消长同步。简而言之，就是由机体功能发挥到渐渐慢下来状态，此过程为阳消，以减少阳气损耗，合《黄帝内经》"秋冬养阴"与"失阳气则死"。

进阳火：天时在复临之间。一日之中在子丑之会，一月在初三、月生之时，一年在冬至、小寒之间。地利在东北之乡。在震，为春雷，为阳气鼓动，为生。人和则应调动人体的生理功能，以动为纲。

退阴符：天时在乾巽之际。一日之中在巳午之会，一月在月相既望，一年在夏至、小暑之间。地利在西南之乡。在巽，为秋风，为降。人和则动渐息，归于静，以节约阳气，保精，休养生息。

（三）统而言之

则修道之始，重点在于下丹田，要在冬至、晦朔之间、亥子之间，形骸上注意六根清净、体松息定。精神上则意守下丹田，渐到虚极静笃。使精气充盈。

1. 一日进在子、丑、寅、卯、辰、巳；退在午、未、申、酉、戌、亥

具体之纲领则是，早晨阳气生发，宜调动机体的生理与心理功能，如进行动功导引、训练逆腹式呼吸、以意领气，促进丹田精气上行，吸天地清气下行，二者相混，于中焦及胸中，养浩然之气，发挥人体脏腑功能，以养脑窍泥丸。晚上阴气甚隆，阳气潜藏，则助阴气之内敛，神气随之敛，渐入虚静，使胸中之气下降以资先天精气。

当然，《周易参同契》尚考虑具体的人体睡眠节律，日

出而作，日落而息，提及变式的卯酉周天，左右龙虎升降之法，我们会在后世出现专于此道的修道家时，详细介绍、剖析，使整个丹道、周天体系随着学术的推进，显出全貌。

2. 一月进在朔望之间，退在既望之后

晦朔之间我们要把握住，具体此时应为一月修道之始，其做法当与一日亥子之间同，此交接之日可不拘泥于一日之进阳与退阴，以养精为主。

从朔日到望日，则重点着眼于进火，初八以前可进阳火。初八以后则以阴阳和调为宜，宜缓慢修之，修身之意在若存若亡之间。

注意望日，为满月，人体气血最旺盛，这一天要注意不可进阳火，也不以一日之进阳退阴为纲，宜以虚静为保，正如《素问·八正神明论》所言"月满无补"。

既望日（每月十六），所谓十五月亮十六圆，也不可进阳火，可缓慢退阴符。

既望之后，则重点着眼于退阴符，二十三日以前，以阴阳和调为宜，宜缓慢修之，修身之意在若存若亡之间。二十三日以后，可重点退阴。

《素问·八正神明论》：月始生则血气始精，卫气始行；月郭满则血气实，肌肉坚，月郭空，则肌肉减，经络虚，卫气去，形独居，是以因天时而调血气也。……月生无泻，月满无补；月郭空无治。是谓得时而调之。……故日月生而泻，是谓脏虚；月满而补，血气扬溢；络有留血，命曰重实；月郭空而治，是谓乱经。

关于一月与一日的统一，月为大的背景，日为小的单元，具体的实践首先要服从一月的大背景与大节律，在此基础上进行一日适当的阴阳进退。

关于地利方面的讲究则主要根据一月的周期，确定行功的面向，其中的原理与太阳、地球、月球三者之间的磁场变化有关。例如，十五月满，则不可面向代表升的东方，要反其道，面向西方，取升降相配，阴阳交感之意，也是合《易经》中逆卦为大吉之意。再如，三十月晦，则不能面向北方，而要面向南方，具体与月体纳甲图（图3-11）中方向相反即可。

3. 一年进在农历十一月到次年四月，退在农历五月到十月

一月之后还有一年的大背景，再将一年的节律算下来，甚至再往后推，推到一个甲子、一个世纪，与月日节律杂合起来极其复杂，不利于实践。年之后的时间单位是中医五运六气学的内容，主要用于天地、社会疫病大局，而此处在一年中的讲究，《黄帝内经》给我们提供了言简意赅、便于实践、紧贴生活的纲领。以此行之即可保全，兹录如下。

《素问·四气调神大论》：春三月，此谓发陈。天地俱生，万物以荣，夜卧早起，广步于庭，被发缓形，以使志生；生而勿杀，予而勿夺，赏而勿罚，此春气之应，养生之道也。

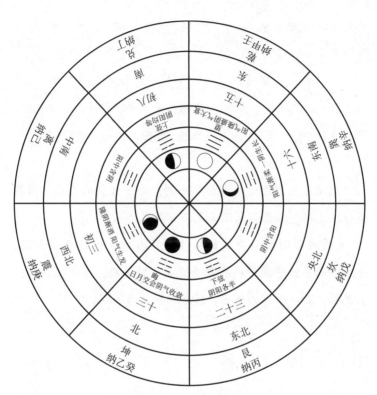

图 3-11　月体纳甲图

引自杜献琛 . 内丹探秘 [M]. 北京: 中医古籍出版社，1994.

逆之则伤肝，夏为寒变，奉长者少。

夏三月，此谓蕃秀。天地气交，万物华实，夜卧早起，无厌于日，使志无怒，使华英成秀，使气得泄，若所爱在外，此夏气之应，养长之道也。逆之则伤心，秋为痎疟，奉收者少，冬至重病。

秋三月，此谓容平。天气以急，地气以明，早卧早起，与鸡俱兴，使志安宁，以缓秋刑，收敛神气，使秋气平，无外其志，使肺气清，此秋气之应，养收之道也。逆之则伤肺，冬为飱泄，奉藏者少。

冬三月，此谓闭藏。水冰地坼，勿扰乎阳，早卧晚起，必待日光，使志若伏若匿，若有私意，若已有得，去寒就温，无泄皮肤，使气亟夺，此冬气之应，养藏之道也。逆之则伤肾，春为痿厥，奉生者少。

至此，我们对于《周易参同契》费了大量的笔墨，因其是丹经之祖，后世丹家所论无不出其之体系。

《周易参同契》为我们搭建的基本的天地人呼应系统，个体在此系统中运筹所有影响因素，或顺之，或逆之，要在知其机，进行个体的生理、精神的锤炼与返道。

第 4 章　魏晋南北朝对围绕任督的内修学之继承与发展

一、魏晋的玄修气质

（一）开山之后

开山之后，一般的历史规律就是繁荣，对于丹道一途亦是如此，而且丹道的繁荣与魏晋南北朝时期的社会发展是契合的。魏晋时期，实行九品中正制，这是一种门阀制度，社会阶级也相对固化，因此大家对经世致用之学热忱度不高，于是社会主流想办法给生活添一点花样。这时社会上流行谈玄，所谓"玄对山水，方寸湛然"，生活作风上人们喜欢服食五石散等，这也免不了对于丹道的追求与探索。南北朝时期，五胡乱华，但由于华夏文明强大的感染力和包容性，变成五胡入化，在长江以北争当华夏文明正统，促进思想的繁荣与发展；汉族政权偏安长江以南，魏晋之风有所留存。这些因素都使得修道之学继续发展。

这一时期，出现了追继丹道的《黄庭经》、葛洪《抱朴子》等著作，且在陶弘景《养性延命录》首先记载了以声入道的六字诀。

此时期尚有天竺人达摩来到东土，传说其带来了印度的修行法门《易筋经》与《洗髓经》，但经清儒凌廷堪、周中学及近代学者考证，此二书为明代人伪作，故我们放到后面讨论。

（二）闲谈中医起源

谈及魏晋时期的生活方式，寄情山水，令人向往，在这种相对宽松的环境中，出现了中国历史上艺术的大繁荣，如王羲之的书法"翩若惊鸿、矫若惊龙"，后世再无来者，其子孙王献之、王珣能延续书道，名家辈出。顾恺之（图4-1）的人物画"春蚕吐丝线，高古游丝描"独步天下，其人物的传神功夫更是古往今来、天下一人，其《女史箴图》（唐摹本）为大英博物馆镇馆之宝，其人物传神上连唐朝"画圣"吴道子都不可望其项背；"顾得其神"之外，还有"得其骨""得

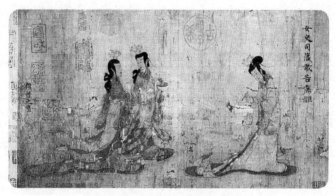

图4-1　顾恺之《女史箴图》（局部）

其肉"的陆探微、张僧繇。人物画本身是中国画三科（人物、山水、花鸟）之首，甚至可以说此时画作代表国画艺术性的最高峰。文字方面，曹植一篇《洛神赋》将中国美文推向了最高点，尚有山水、田园诗的鼻祖谢灵运、陶渊明等人。在此不再逐科列举，这些的杰出人物乃至学科的产生与繁荣与此时的社会、生活大背景密切相关。这也对中医学科的起源有所启示。

《洛神赋》（节选）：翩若惊鸿，婉若游龙。荣曜秋菊，华茂春松。髣髴兮若轻云之蔽月，飘飖兮若流风之回雪。远而望之，皎若太阳升朝霞；迫而察之，灼若芙蕖出渌波。秾纤得衷，修短合度。肩若削成，腰如约素。延颈秀项，皓质呈露。芳泽无加，铅华弗御。云髻峨峨，修眉联娟。丹唇外朗，皓齿内鲜，明眸善睐，靥辅承权。瑰姿艳逸，仪静体闲。柔情绰态，媚于语言。奇服旷世，骨像应图。披罗衣之璀粲兮，珥瑶碧之华琚。戴金翠之首饰，缀明珠以耀躯。践远游之文履，曳雾绡之轻裾。微幽兰之芳蔼兮，步踟蹰于山隅。

我们从魏晋之人的生活方式进行延伸，追溯一下古人的生活。古人的生活与现代人是有差异的。古人的娱乐活动比起现代人来说是少的，现代一般的娱乐活动是看电视、玩手机，古人是没有这些的。举个例子，古人听音乐是需要请乐队的，而大部分人是请不起的。因此，古代社会大部分人闲暇之余无非是出去走一走，看看市场，看看自然，偶尔读一读书（也仅限于少数有文化的人），这可能就是"读万卷书，行万里路"的源头，这些都是外部因素。有外则必有内，哲学上讲，内因是主导，较外因重要，内部因素是什么呢？是思考、观察及感受自身。尤其是在中医有据可考的幼年时期，即汉以前的《内经》成书年代，生产力相对低下，大部的书籍都是竹简，这样社会主体——广大的劳动人民几乎是没有机会读书的，主要因素就集中在感受自身与观察自然。

另举一个极端化的例子：从进化角度而言，鸟类比起人类是低级动物，是人类进化的前体，然而鸟类在天空飞翔，不用辨别方向，因其可以感知自然界之磁场。另外，很多动物有较人类敏感的本能，以此推断，生活方式的改变使人类既在进化，也在退化。极大可能性，古人比现代人对自然界及自身的变化敏感。

综合以上两者，古人较现代人对自身及自然界的主观感受比现代人强烈，这样便有更大的可能性感受到自身的代谢规律及观察到自然界的变化规律，二者互相参合，即传统所说的"天人合一"，便有形成医学学科的基础。

中医学是自然、人文医学，绝非经验医学。中医学的奠基之作《黄帝内经》应该是有一套统一思想及严格逻辑的著作虽有学者认为其非一时一家之言，论述散复，但底层逻辑上，形散神不散。

二、《黄庭经》对前人的继承与阐发

（一）与王羲之有渊源的《黄庭经》

晋书记载：山阴有一道士好养鹅。羲之往观焉，意甚悦，固求市之。道士云："为写《道德经》当举群相赠耳。"羲之欣然写毕，笼鹅而归，甚以为乐，其任率如此。这就是王羲之以字换鹅的故事。传说此道士故技重施，又在王羲之写《道德经》之后，请其写过一部《黄庭经》，后世未见王羲之所写《道德经》，其小楷《黄庭经》（图4-2）却流传至今。

《黄庭经》一共有三本，《黄庭外景玉经》和《黄庭内景玉经》及《黄庭中景经》。王羲之书写的是《黄庭外景玉经》，其撰者有言是老子的，有言是魏晋女道士魏华存的，尚无定论，总之为道家之论著。

现代学界认为，从音韵学角度考证，《黄庭外景玉经》

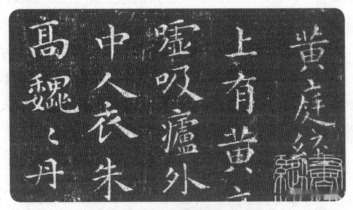

图4-2　王羲之小楷所写《黄庭经》局部

韵例可早至两汉，晚不过三国；《黄庭内景玉经》韵例与东汉魏晋诗文用韵相合，而以魏晋尤为可能。《黄庭中景玉经》一般认为唐以后方出。这个说法是《黄庭外景玉经》最早，《黄庭内景玉经》为《黄庭外景玉经》的义疏，也就是注解与补充。

然而，民国时期学者王明通过大量的史料文献考证，认为《黄庭外景玉经》所出在王羲之书写前不久，《黄庭内景玉经》早于《黄庭外景玉经》，并详细列举了与此相关的历史事件年表佐证，《黄庭中景玉经》最晚没有争议。针灸界前辈周媚声教授宗此说，又举了《庄子》一书的内、外篇体例以说明《黄庭内景玉经》的核心性，认为《黄庭外景玉经》为补充。

我们且放下这一争论，不论如何，《黄庭经》的主体部分应是《黄庭内景玉经》和《黄庭外景玉经》无疑，且二者所出，无论先后，年代相差不远，旨趣相通，且二经篇幅均不长，将二者放在一起解读即可。

不似《周易参同契》内丹、外丹之争议，《黄庭经》可以说是承袭《周易参同契》的完全内丹学之作，是《周易参同契》内丹道的实践体会与发挥；同时第一次明确引入了人体脏腑与穴位。

（二）《黄庭经》理念提取

第一，《黄庭经》明确提出延年益寿之道在人体之内，要向内求，不主张祈神祷天或者炼丹服药，认为人体有"至宝"，即精、气、神，要保证"至宝"不丢失，且内练的成功不是一蹴而就，需要长期不懈的坚持。

第二，向内所求的是内象。这又涉及中国人的思维方式，观象及取象思维，因无论内景、外景，都落脚在景象，从象而得意，以意入性、入神。

关于象思维，其与中医文化具有贯通性。象之本意，最初指南越大兽，大象。后来引申为象物之形状，与像、想字读音通。

值得琢磨的词，抽象、想象力、藏象、面象、脉象及夜观天象、物象、气象、景象、世象等。

象思维，是一种对万物的抽离与反映，抽取其象，得其仿佛，象其形而从中得其意，得意而忘形。

有些人认为象思维是比逻辑思维更古朴、原始的思维方式。

象思维最直接相通的艺术形式，应该是绘画。国画人物画科又可称为造像艺术，绘画的基础要求也是画得像，升华后，艺术创造又需要想象力。传说，宋代画马名家李公麟画御苑中宝马之像，画像完成后，顷刻马死（图4-3）。苏东坡有云："龙眠胸中有千驷，不唯画肉兼画骨。"黄庭坚说得更直白："盖神骏精魄皆为伯时笔端取之而去。"可谓是古人以象尽意、以象取神的代表性轶事。

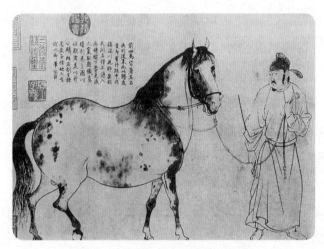

图4-3 宋代李公麟所画《五马图》(局部)

象思维与为道日损,物质的万物是不好整合的,如现实水火不容,而抽离其象,可以形成既济、未济等卦象,金匮肾气丸水中生火的启发等。如果把万物之象抽离出来,再将万象进行贯通,逐步归类、简化找到其背后一以贯之的理,就是道,也就是为学日益、为道日损,学要越写越多,道要越悟越简,所谓博学简道。

象思维与文化,贯穿在生活之中。象,一般称观象,最直接的就是用眼睛。俗话说盲人摸象,应该不是摸动物大象,而是因为他们与象联系最紧密的感官丧失,只能摸之,难以得其仿佛,即难以得到真相(象)。人通过训练,尚有返观内视,这又引申到用心观象,观内象,又称透过现象看本质。

将此引申到中医学,我们也是观患者藏象、面相、舌象、脉象。观和看相通，故常说看病、瞧病，望诊为四诊之首，而不说问病、听病等。

具体到中医应用中，看病既要看体象，又要看意象。传统道家是性命双修之法，现代医学是既要注重身体，又要注重心理，体象与意象是阴阳、内外，也是纵横捭阖，而且二者交织，相互影响，因此看病既要用心又要用眼，又和俗话所说留点心眼贯通了，有心眼可能也是观象高手。

治疗上，可能就是针对象与道，道象相合，以象演道，以道改象，甚至造象。

《内经》的说法是在天成象、在地成形，形象往往并称，不好分开，作为文明记载与流传基础的文字，最原始的一般也是象形，对象记载、整合、总结。

第三，内景，又要有重点，那就是黄庭。黄在五色中配土，处于中部，又言中土，合"处中以之外"指导思想。关于黄庭的位置，争议甚多，有人中、地中、天中、心中、脾中、脑中、丹田诸说。黄庭总不出守中思想。我们根据人体生理，提供两种人体之中的学说。

众所周知，后天之中是脾胃。人体要想维持基本的生理状态，在出生以后，需要靠脾胃吸收营养以维持，达到却谷食气的理想态，同时中医基础理论认为后天可以滋养先天，如中医补元养精的药物，需通过脾胃吸收，再充元精。

先天之中，一般认为是脐下肾间动气，认为在脐下三寸关元穴者，笔者参考文献，认为在肚脐的深部，原因如下。一是人在未出生之前，在子宫之中，仅靠一根脐带供应，毫无疑问，脐带为先天之养的中心，这也是薄智云创立腹针的基石。二是从穴位角度，一般肚脐正好与后背两身之间的命门穴处于同一平面，合脐下肾间动气之说。三是笔者在实践中发现，用艾条灸肚脐，热气是最容易传至腰部。

进一步发散思维，若修道以后天返先天，后天、先天交互相济，黄庭也可能在脾胃与脐下中间。

第四，既然是处中，关于如何处中，《黄庭经》给的路子是重外。打个比方，要使一个仓库中间充实，得保证四边不漏。《黄体经》中"守之、固之、保之"的论述很多。具体要保什么，从上到下，有以下几方面。

首先是脑中，要收敛神气，以存想，返视身景，以为统领。与当下时髦的冥想术有相通的地方，现代研究也认为存想法是开发右脑，提高形象思维的重要方法，这又回到了象思维。

其次是口中，要漱咽津液。这是液态物质的返归，气为气态，精为气固之间，神为无形，皆需保之不漏。

再者是胸中，要保气。具体是通过呼吸训练，深长匀细，逆腹式呼吸。

然后是脾胃之中，重点在却谷，清理胃肠，食气。

最后下至肾中精室，则是保精、固精，以节制房欲为主。

《黄庭经》的守中主要通过节外，以返神内观为统领，闭户塞兑为基础，分就人体之精气神津进行长保返修，虽然未明确提出"不漏"概念，但确为此思想的发端。

第五，继承《周易参同契》天人合一、顺时练己等纲领，在此基础上落地，进一步提出服食日月经气的思想，并具体到脏腑生理、涉及具体的相关穴位，以此为结合点，将修道与人体结合起来。不但修身，更注重外体的配合，五体部分提出手、足、口三关，口为心关、手为人关、足为地关。实际上又应的是天地人三部。心者藏神，神以应天，口即为天部，也在三关中最高。足为地关，我们前面讲过中医学标本根结，足象树根，连接大地，在传统武术中最重要的是站桩，因为力从地起。所谓力从地起，想象一下，若是将一个人吊起来后出拳，这个力量很有限，而一旦脚蹬地，下肢借地的反作用力，通过腰马合一，传至上肢，再到手上，力量则几倍增大。因此，很多拳法，步法一乱，或者将步法破了，整个拳法也破了。西方有个很有趣的传说，也影射了这一道理。西方战神阿喀琉斯是大地之子，只要站在大地上，就会从大地源源不断地吸取力量，从而有无穷的战斗力。他的弱点也很有意思，就是他的脚后跟，故"阿喀琉斯之踵"也代指弱点。

手为人关，从进化角度说，人的双手离地，直立行走，才是人区别于动物的基本标志。从人的属性来说，人与动物的区别在于制造与使用工具，并进行劳动，手在此过程中发挥主体性作用。

三、《抱朴子》的任督"三丹田"说

（一）后启诺贝尔奖者

伟大的成就有时起于毫末之论，中国中医科学院教授屠呦呦获得诺贝尔奖，得缘一位古贤之助，这人便是葛洪。其为东晋时人，写了一本当时的实用及急救技巧方面的医书名《肘后备急方》（图 4-4），书中记载青蒿绞取汁，可治疗疟疾。我们今天要说的是其另一部书《抱朴子》，其中记载了丰富的修道理论。葛洪较《黄庭经》作者魏华存小三十余岁，二者生活于同一时代。

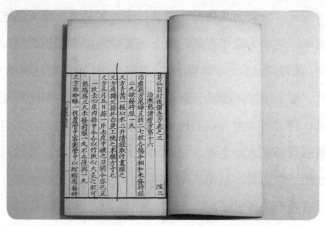

图 4-4 为诺贝尔奖"点睛"的《肘后备急方》书影

（二）《抱朴子》旨趣

《抱朴子》是一本很有趣的书，书中记载了很多奇奇怪怪的事物与技能，大家有时间不妨找来一读。葛洪是一位道士兼医生。此书修道旨趣如下。

一者在于务实，修道不一定非入山不可，在世间也可修行，有儒家"大隐隐于世"之意，解决了"自恐多情损梵行，入山又怕误倾城"之难。务实的另一方面，葛洪明确提出了修道要懂医，道医互济，同时讲究要内外兼修，结合导引、服食。

二者葛洪在前人基础上明确了呼吸训练之中的**胎息**。他认为，胎息训练要择时，选定从子时到日中的六个时辰为生时，择生时修胎息；同时胎息训练需要少食，且要饮食讲究，不吃生菜肥鲜之物；还要注意保持情绪平和。

其实胎息之说为老子"返婴"思想的实践，在胎息的理想状态下，能不以鼻口嘘吸，或者鸿毛著于鼻口，吐气而鸿毛不动。据传葛洪的祖父葛玄深谙此道，其或是家传，然而在著作中所述不详，且看后世著作有无详解。笔者结合中医学知识进行了初步思考，若是达到胎息的理想状态，一是人体不需要太多的气体交换，即通过入静、少食等降低人体的新陈代谢率；二是在口鼻之外，打开新的呼吸通道。这个新的通道很有可能是皮肤，皮毛在五脏合于肺，与呼吸功能息息相关，同时皮毛上还有汗孔，古称"鬼门"，又称"玄府""气门"。

《尔雅》云："鬼者，归也。"常言人死为归天，曹植《白马篇》有"捐躯赴国难，视死忽如归"之言，鬼与归通，与天相关，古人认为天圆，测天之圆规，与归音相同，同时在《黄帝内经》中黄帝问及天道的运气学时，问的人是鬼臾区。关于玄府，《易经》有"龙战于野，其血玄黄"，天玄而地黄，玄又与天联系起来。气门之论则更加直白。肺在五脏中象天，为华盖，主气，皆与此相应。除了以上两种可能，还有第三种，就是以上两者低生理、新气路兼而有之。

三者葛洪提出了三丹田之说，在此书《地真篇》中提出了在肚脐下二寸四分为下丹田，在心下胸中为中丹田，两眉之间入脑三寸为上丹田，三丹田要意守之。现代气功实践家认为，意守中、上丹田易出现偏差，守下丹田最为安全，分享于此，供大家参考。

四、相关实践方法的拓展

（一）古音六字诀

南北朝时期，南梁陶弘景对前世的气功修道著作进行了比较全面的采集，写成《养性延命录》一书。陶弘景是道教茅山派代表人物，其时佛教已传入中土，又在南梁崇佛的背景下，他佛道兼修，同时还有治世之能，时称"山中宰相"，总之是一位有大学问者。其最大的著作成就则是在中医方面的《本草经集注》。

《养性延命录》广泛记载了五禽戏、黄庭、导引乃至叩齿、握固等各种方法。其中最推陈出新的是声音气息训练法，也就是古音六字诀。

六字分别是吹、呼、嘻、呵、嘘、呬，国家体育总局据现代普通话对其拟定的读音以拼音标注分别是 chuī、hū、xī、hē、xū、xì，以推广普及。对于人体来说，字音的发出，主要关系到吞吐气息振动声带方式和身体共振部位，即不同的发声需要人体不同部位的参与，以达到训练目的。然而笔者发现现传两诀发音重复，就进行了进一步考证。

六字每个字诀发音需要特定的吐气方式和相关身体部位的参与，这种定点式靶向训练即是其发挥保健作用的机制所在。现在通行的六字诀功法中有两字拟音一样，其发音背后的训练靶点也便重合，这不合常理。古音六字诀最早见于南梁文献，笔者着眼于语言学演变角度，以音韵学方法重新考证六字诀的南朝古音，并合参地理方言，综合时间、地理双方面因素重新拟音。所考定的六字古音一方面解决了训练靶点重合问题，另一方面从韵上体现出"三洪三细"的系统性特点。这一特点符合中医阴阳之道，也折射出六字诀体系构建背后的"天人合一"指导思想。对六字诀拟音与原理简要报告如下。

从功能方面来说，六字诀为口吐气之法，也就是鼻纳入清气后，以口吐出浊气的六种方式。若以中医扶正祛邪角度观之，属于祛邪范畴，也与《养性延命录》记载的六字诀功用相符。回到中医天人合一视角，人体自身环境具有整体性并与自然大环境相统一，六字诀的发生和功用是与自然之理及人体运行机制相合的。

吹（chuī）：肾应北方寒水，人体受寒风吹拂，抵御寒冷，咬紧牙关甚至打寒战时，自然发出此音。

呼（hū）：人体饱食或食热辣之后，吐出酸腐食气，即是此音。从气机角度，发此音时为迫气上吐，且此音为洪，故为阳。

嘻（xī）：人体水火相济，上下交泰，则见微喜平静态，此时自然发声即为嘻。从气机角度，此势为引气下行，安定平静，且其音为细，故为阴。

呵（hē，洪而近 hā）：心火最自然即有上炎之性，易见兴高采烈，此时自心而发之音为呵。

嘘（xū）：肝气易郁滞，化为郁闷暴怒之气，此时人体自然以"吹胡子瞪眼"等行为发泄、缓解之，即见嘘音。

呬（xì，较洪）：呬以解极，《玉篇》载："解，缓也、释也"，为缓解、释放之意；极字，《说文》解其本意为："驴上负也，从木及声"，即负担之意。解开结扣，释下重负，了却悲伤之感，即会生舒气、叹气之举，悲叹之时舒气之音即是。

（二）启发以声入道

六字诀发音整体上体现出用韵三洪三细，深合中医阴阳之道，同时也符合六字诀脏腑属性或功能的配式。

后世唐代孙思邈明确提出六字诀训练"切忌出声闻口耳"，这也是关于六字诀训练发声与否的最早文献记载。六字诀不发声之理在于吐气气流不触动声带，一者可排除声带阻力，使吐浊顺畅；二者若吐气不触动声带，人体会节省振动声带所需的能量，以利于养气。至于古人所论六字诀有吐浊祛邪之用，其理如下：天地之气，轻清者上浮，重浊者下降，放之人体也是这样。人体所排出的代谢产物不出固、液、气三态，液态和固态的二便较重浊，主要从躯干下方的二阴排出，而气体较为轻而上浮，故主要通过口、鼻排出。单气而论，浊气较清气下沉，而口位于鼻之下方，故排出浊气更顺其势，这也应是大部分古代吐纳养生术以口吐浊之理。我们也可以从另一角度来挖掘六字诀养生之理，浊气既然有下降之势，若要通过人体上面的官窍排出，便需要人体做功迫其向上，六字诀便是引导人之躯体、脏腑共同做功的方法。六字诀训练时不同的吐气方式需要不同的胸腹腔部位产生压力，一方面训练机体不同的靶点，另一方面也迫使胸腹腔内不同位置的浊气顺之排出体外。

第 5 章 隋唐对任督训练的总结
与内丹学显化

一、对外来文化的吸收与佛学"三调"

（一）华夏文明 2.0 版本

现在一提国学，就绕不开儒、道、墨、法、名等战国诸子百家，可以说现存的中华文化的主源就在诸子百家，著名学者黄摩崖先生将这一时期称为中华文明的头颅。但是诸子百家时期，思想是没有一条主线的，秦王嬴政并六国，一统天下，包举宇内，形成形式上的统一，在秦朝思想仍未统一。后汉朝结束了秦王朝的统治，开国首以道学、黄老之术"休养生息"，在武帝时期，听取董仲舒的建议，罢黜百家，独尊儒术，真正形成思想统一，基本形成儒家为明线，道家为暗线的思想格局，形成华夏文明 1.0 版本。或许正是因思想的统一，使文化有了一定的凝聚性，我们才称"汉族"。

汉朝之后，三国鼎立，直至魏晋南北朝，又是乱世，也称为中华历史的第二个战国时代。这个时期北方的少数民族力量侵入，称为"五胡乱华"，后来实则演变为"五胡入华"，因这些胡地力量争当华夏文明正统，一定程度上尊重并学习华夏文化，并以其少数民族文化为华夏文化注入新的血液。最终，隋结束了这个乱局，形成海内统一。唐朝终结了隋王朝，与当年之秦汉极其相似，大唐物质与文化两手皆硬，为我们在"汉族"基础上赢得了"唐人"之称，形成了华夏文明的 2.0 版本。

修道一途，随着历史的车轮进入隋唐时代，也符合这个时代的主题，外来思想的启示与学科的贯通整合。

（二）智𫖮与《童蒙止观》

佛教自东汉明帝永平年间即传中国，此时修建了中国第一座佛寺白马寺，慢慢发展，至隋唐进入了一个鼎盛期，形成了天台、净土、华严、禅、密等宗派。智𫖮大师便是天台宗四祖，也是实际的创始者。说其是外来和尚，实际不妥，因其为土生土长的中土人士，但对于道家来说，佛为外来，可作参考，不妨称之。智𫖮少即慕佛，应该说在一定程度整合佛道基础上，论述了坐修之道。在此以前，所有的坐修之法，指闻坐忘等名称，却无具体的修习细节，《童蒙止观》即详细介绍了坐修法，并提出了调身、调息、调心的纲领。

调身、调心、调息，实际上并不出道家的精、气、神之论，调身就是物质层面，对应精；调息是对应气；调心则离不开心神，对应神。

1. 调身

① 找到安定之所，初到绳床，需要坐得安稳且久而无妨。

② 采取的姿势是半跏式或全跏式，就类似现在所言单盘与双盘，注意单盘时左脚在上，右脚在下（图5-1）。③ 需要宽衣带，不束缚，不脱落。④ 手是两手相叠，左手在上，大指相对，放于左脚上。⑤ 身要正，挺直而脊背不弯曲，沉肩，鼻与肚脐在一条垂线上。⑥ 口吐浊气后，闭口，舌抵上腭，闭口，闭目断外光。⑦ **坐得稳。**

我们来讨论一下这种坐姿，最直观的评价就是较稳定。当然，也有说法认为这种坐姿类似于埃及金字塔，金字塔形状存在特别的能量场，可以使物质长存不腐。也有建筑界学者反对，认为任何形状都有其独特的地方，只是金字塔形被注意到了而已。这个争议我们先放下，金字塔形建筑确是人类文明的选择，同时在我国也存在大量的这种形制，那就是墓地，也就是传统的坟，也是倒圆锥的金字塔形。如果排除方便实践的因素，古人尚有他想，需要我们进一步探究。这

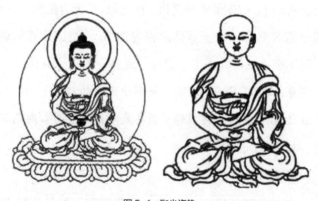

图5-1 跏坐姿势

个姿势的稳定性是不可否认的，在该姿势基础上挺直脊背也就保持了中脉通畅。

从仿生学角度，自然界中，最常见的圆锥形便是花骨朵，也就是花苞。毫无疑问，花苞在未开之前是内蕴巨大能量的，中药里的辛夷便是未开的玉兰花苞，一旦化开，药效尽失，这或许与内修之道相通。

2. 调息

调息则有四相，其中三错一对。①风相，呼吸出入有声（错）。②喘相，虽无声，但呼吸结滞不通畅（错）。③气相，虽无声，也不结滞，但呼吸出入不细（错）。**④息相，无声，不结滞，出入绵绵，若存若亡（对）。进一步存想，气从周身毛孔出入。**

3. 调心

分三段，入、住、出。即定心去念，保持入定，出定。

初入则要，眼观鼻，鼻观心。继而向下，使意守肚脐。关于意守肚脐，从生理角度说，《灵枢·经筋》记载心经经筋有一条，自胸而下，直络肚脐。这或许也是心肾相交的物质基础（图 5-2）。

手少阴之筋，起于小指之内侧，结于锐骨，上结肘内廉，上入腋，交太阴，挟乳里，结于胸中，循臂下系于脐。

4. 结束与出定

首先，放下意守之心；其次，开口，松弛身躯，并微微活动；

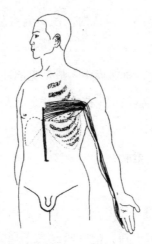

图 5-2　手少阴经筋

然后，活动肩膀头颈；最后，活动双足，令肢体柔软，以手掌摩运皮肤、毛孔，令其温，搓热双手掌，以温眼目，方可睁眼，待身热稍歇，即出定。

5. 关于止观

《童蒙止观》的后序之中有言："照昏谓之明，驻动谓之静，明与静，止观之体也。"可见止观仍落脚于明与静，又和《道德经》之中"守静笃"与"知常曰明"。

二、修道与医学结合的深入

（一）医疗气功初论

本于该时期的两本医学著作，一本是《诸病源候论》，另一本是《千金方》。

《诸病源候论》是一本剖析病理的书,为隋代巢元方编写。有意思的是,此书的病候之后,不载药方,却多用气功、导引等方法,而且叙述甚是详细,可以称为我国第一本气功治疗专书。书中 1720 候,共记载气功疗法 233 种,很多功法可治疗多种病候。

《诸病源候论》中主要介绍了前面葛洪未详述的胎息之法,说明胎息之法多用卧位,并初见意守丹田之雏形。存想法则落实在两个方面:第一,明确提出以意领气,并引气至病所,这当受到针灸中循经感传的启发;第二,想象,此象主要是藏象与物象,并结合五色,实际上源自于《黄庭经》。

至于《千金方》,大家都熟悉,成书于唐代,是对唐以前医学的一次全面总结,称为医学百科全书。该书作者孙思邈,本身道学造诣深厚,不仅是药王,还是一位养生专家,得延年高寿,对其生卒年多有争议,按其中最短的算下来也有 101 岁。

《千金方》中的修道部分,提倡动功、静功相结合,也符合此书的包容特点。静功上主要继承了《抱朴子》三丹田说,不离"守静笃"之道:存想上则继《黄庭经》与《诸病源候论》一脉,吐纳上则遵胎息之法。动功则在于按摩、导引。

(二)关于胎息摘录及再思考

从葛洪而下,至隋唐,对于胎息多有探讨,《诸病源候论》与《千金方》皆有记载,兹摘如下。

《诸病源候论》："正偃卧，闭目，闭气内视丹田，以鼻徐徐纳气，令腹极满，徐徐以口吐之，勿令有声。令入多出少，以微为之。"

《千金方》："凡行气之道，其法当在密室，闭户，安床，暖席，枕高二寸半。正身偃卧，瞑目，闭气，自止于胸膈，以鸿毛著鼻上，毛不动，经三百息，耳无所闻，目无所见，心无所思，当以渐除之耳。"

在地球之上的生命基本可以分为动物、植物、微生物三大类。古人能观察到的以动物与植物为主，一静一动，且古人认识到事物至极态，则必然会反衰，如自然界中，太阳升至最高点则开始下落；再如《易经》乾卦爻辞所讲的飞龙在天以后,则归于亢龙有悔,故有处中之想。人类属于动物范畴，基本属性是动，再以动为主则过之，故古人提出静修，取动中有静之意，也是守中。

静修的指导思想是"致虚极"，虚极则需要入静尽量彻底。然而，打坐或者卧修入静时，虽然四肢上的运动停止了，但是呼吸肌仍然在运动，要达到意识能控制的最大限度的静态，则需要将呼吸肌的运动状态也降下来，即需要胎息。这或是胎息一道的原创思维。进一步思考，佛家修行食素，素食来自于属于静态的植物范畴，认为茹素有利于入定，应该也是上理。

具体的胎息过程中，虽然将运动之态降了下来，但绝非完全虚空之静，玩虚无主义。静笃，笃字在《康熙字典》中为固厚纯之意，故此静应为固厚纯之静。固为固本，本在于下，这又和《庄子》所论的最早的调息法"踵息"联系起来了，厚纯则不能在身体上偏执于某处，如呼吸上，不要仅考虑肺系，应该是将其布散全身，便有以周身皮肤、毛孔呼吸之道，也有合以肚脐者。这也是由宏观、执一端的呼吸，渐渐靠向微观、全面的层次。

关于胎息尚有专著需要一提，就是《胎息经》一书。该书作者及成书年代已无考，但在葛洪《抱朴子·遐览》中即有著录，说明不晚于魏晋。后世发挥多认为其论述为腹呼吸，因人类结胎即在腹部，并未拘泥于返婴、返先天之论。其全文不长，兹录如下。

"胎从伏气中结，气从有胎中息。气入身来为之生，神去离形为之死。知神气可以长生，固守虚无，以养神气。神行即气行，神住即气住。若欲长生，神气相住。心不动念，无来无去，不出不入，自然常住。勤而行之，是真道路。"

现代研究发现，皮肤有呼吸作用，但其气体交换量仅为肺部的百分之一以下，而在动物界，两栖类动物的皮肤呼吸则较为发达，平时即可达百分之三十，在冬眠期，更是大部依赖于皮肤呼吸，自环节动物（如蚯蚓）以下的动物，基本上就是纯靠皮肤呼吸了。在电影《007之金手指》中有一个片段，是将人体涂满金漆，人就会死去，认为与阻碍了人体皮肤呼吸功能有关，也可能掺杂重金属中毒因素。

（三）前代一些理念的落地

司马承祯，是唐代道士，大约生活于武则天至唐玄宗时期，与李白、孟浩然、王维、贺知章、王适等是好友。在唐代统治者遵老子李耳为祖的背景下，司马承祯影响很大，曾受过武则天的敕赞，唐玄宗也曾召见并从其学道。他的主要著作是《天隐子》与《坐忘论》二书，主要贡献在于将很多听着玄幻的理论落地。

如存想："存谓存我之神，想谓想我之身。闭目即见自己之目，收心即见自己之心。心与目皆不离我身，不伤我神，则存想之渐也。"从中可见归于恬淡的重要。

如坐忘："有事无事，常若无心；处静处喧，其志唯一；若束心太急，急则成病，气发狂痴，是其候也。心若不动，又须放任，宽急得中，常自调适。制而无著，放而不逸，处喧不恶，涉事无恼，此真定也。"指出守中适度的重要性。

其在坐忘入静中反对入于盲定。也就是说其在入静诱导中否定绝对虚无，其论说："若心起皆灭，不简是非，入于盲定。"盲定又叫顽空，易流于昏睡之弊端，这也是中国本土道家修持路子区别于佛家寂灭空的地方。其指出入静应该"息动而不灭照，守静而不著空"，也就是入静需要保持一种意识清醒，但是要消灭杂念，有所一守。此时，司马承祯还未提出来具体守什么，到后世慢慢探索并提出了意守丹田。

三、内修总结与内丹学显化

（一）丹学迈进新阶段

道家丹学修炼经历了漫长的发展历史，迈进了唐末及五代时期，又进入了乱世，时间相对较短，这次没有进入第三个战国时代，历史发展进入了另一种模式。然而乱世对人心的影响是不变的，便是不愿出来做官，也就是出仕，这个职业在五代十国的乱世背景下太危险。例如，南唐韩熙载，才华横溢，也曾经立志报国，却终放荡不朝，以声色自娱来安慰和消磨自己外，已别无出路，历史上写词最有一手的皇帝李煜曾派著名画家顾闳中夜潜入韩熙载家中，偷画其行乐《韩熙载夜宴图》，以此劝勉，图再重用，终无济于事，仅使这幅夜宴名画流传千古（图5-3）。此即五代十国时期的真实写照。贤良之才不图济世，便将聪明才智用到了修身。这是丹学发展的福音，也正是在此时，内丹学才真正成形。

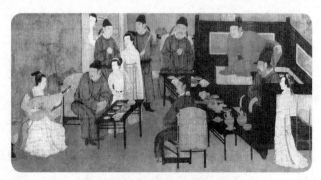

图5-3 顾闳中《韩熙载夜宴图》（局部）

此后，宋代结束了唐末之乱局，北宋政权的建立并非靠兵马打天下，而是用了一种新方法，叫兵变。宋太祖赵匡胤陈桥兵变，黄袍加身。因此，其对于兵权有所忌惮，怕手下将领如法炮制，给赵宋也来一手兵变。故采用宰相赵普建议，杯酒释兵权，从此重用文臣，比起唐代的"尚武"，进入"崇文"时代。文治的兴盛，伴随着一定程度的解放思想。这个时代的文臣是可以和君主争得面红耳赤的，如此则有文化之繁荣，逐渐出现儒、释、道三教合流之势，文人修身养性本就在所难免，故道家修道之理继续发展兴盛。

1. 内丹学成形

提起内丹的成形，则要提一下内丹的称名，内丹之名其实在《周易参同契》奠基后不久的晋代已有。此名称首见于晋代许逊所著的《灵剑子》一书，该书在静功修炼上多为继承，故于写晋时未专述。另外，其配四时、五脏创立了十六式动功，这十六式动功传到南宋，经过改造后，编为八式，后有一个四海皆知的名号，即八段锦。

2. 两位神人

内丹可以说是道家静功部分的主体，此功法的系统形成，对静功发展与里程碑意义。

内丹学的系统形成，与两个人密切相关，一位是钟离权、另一位是吕喦，他们各有一个通俗的名字，分别是汉钟离、吕洞宾。二人皆是唐末人，著有《灵宝毕法》一书，该书从宇宙（阴阳、五行、八卦）、天地（天文、历法、地理）、人体（藏象）等层面探讨了内丹理论。理论之外更是从功法预期效应及自我体验角度论述了实践。

同为唐末的施吾肩著了《钟吕传道集》，将二人之学进一步发挥，且把《周易参同契》《黄庭经》《抱朴子》中的很多术语拿来，赋予内丹学含义，还自创了河车搬运、五气朝元、三花聚顶等术语。因此，后世有修道者被术语、隐语搞得晕头转向，实源于此。

（二）《灵宝毕法》与丹学的落地

自《周易参同契》之后，最值得一读的书便是《灵宝毕法》，我们一般认为此书的作者是传说中人，实则是历史上真有之人。此书对丹学论述非常实在，读此书会有钟、吕二贤生不厌其烦，解释详尽，怕我辈不懂之感，我们下面来细论此书。

该书的结构：全书分为上中下三卷，分别讲人仙、地仙、天仙修成之道，一步比一步高级，为递进式。每一卷中的逻辑线相似，先以玉书、真源、金诰等明立段讲天地宇宙大道，后将这些宇宙大道比喻、映照到人体上，将天地之道与人体合起来后，以真诀为段，讲具体、详细的修炼方法，终以道要、直解为收尾，总结修道要点及自身感受。**该书结构清楚、条理清晰，讲得非常到位、详尽，研究丹道不可不读。**

该书的内容：纲要如下（表 5-1）。

表5-1 《灵宝毕法》纲要

卷	步骤	天地之道	修法纲要
上卷小乘安乐延年（人仙法）	①匹配阴阳 ②聚散水火 ③交媾龙虎 ④烧炼丹药	天地之气随二十四节气推移升降，阴阳交感，相生相化，产生日月金玉，云雨雾露，寒热温凉	主要以天道比喻人体之心与肾，也就是中医学水火既济之理。子时肾中生气，午时上至于心，心为阳，积气生液，子时再下降，液再下降，子时下降至肾，再积液生气，循环不已 在整个循环中，同时注意呼吸天地清气，多入少出，结合吞液，一段时间积累则使气液充盈。为匹配阴阳，此多用卯时。在气液充盈之基础上，使肾火上升，膀胱之火及外肾之火收敛，与肾火逐步开始，以艮卦坤卦也可用。肾气之中有真水，也是真阴，称为朱散水火，也是真阴，离为虎，心液之中有真气，也是真阳，在三火合一的基础上，多用离卦。离卦时的龙虎又称为采药，即是交媾龙虎。交媾龙虎时，则在离宫坤基础上，意守脾宫黄庭，并勤烧炼勒阳关，当进入乾卦，则在离宫基础上，脐肾热甚轻勒，脐肾微热勒紧，名叫烧炼勒阳关，开始修炼时，春冬多采少炼，乾一离一，夏秋多炼少采，乾二离二，开始逐渐进火烧炼，前一百天要只采药，不烧炼，采药一百天，药力全，可以逐渐进火烧炼，采药到二百日圣胎坚，火候加到小周天数（108天），名曰小周天。采药到三百日真气生，火候到大周天数（365天），名曰大周天。整个过程称烧炼丹药

续表

卷	步骤	天地之道	修法纲要
中卷 中乘 长生 不死（地 仙法）	①肘后 飞金晶 ②玉液 还丹 ③金液 还丹	天地阴阳升降，日月魂魄往来，积阳者为日；积阴者为月。丽乎成形，地者为金玉，此既然称地仙之法，就是地之合金玉以炼之	中乘修炼之法在小乘百日筑基以后进行，要选在冬至节气的十五天，实物图中选甲子日，在日中选取子时，采药烧炼后，握固盘坐，先松地腹部，再坐正微微挺胸抬头，肘微微摇动一二，轻伸腰，使热气从尾闾关过夹脊关至玉枕关入泥丸宫，即脑，第二百日中，从子时修至丑时，二百日以后，可由子时修至寅时，循序渐进。此法又名五行颠倒，三田返覆。到飞金晶三百日后，飞金晶不再从子时开始，从丑时到震卦即可。称肘后飞金晶，可以要离卦三百日后，从丑时到震卦采药，同时添入咽津之法，用离卦。每个季节最后十八日用离卦，春三月用离卦，夏三月用巽日，秋三月用艮日，冬三月用兑卦良日，选的是三月用震卦。再加上无卦日，除秋最后十八日用兑卦艮日，其他三季兑与前面的卦并行。一般要行修三年左右，称玉液还升。当此三年修行，则金晶一撞即可轻松入子泥丸，则将金晶玉液放到同一个时段，不再拘年月日，于坎卦开始与金晶，以双手微微闭住双耳，春冬两飞一咽，不要超过五十个循环，不能出于良时，超过一百个循环；秋夏五一咽，从良时到离时中之前，可以导气自身，称为金液还丹。金液金液炼形，也称炼形化气。一般与午后乾兑勒阳关结合，名曰前升起，称为金液炼之后，炼形时则可以离卦前后俱起，也就是与飞金晶关同步，名曰焚身。又与勒阳关合称烧炼乾坤

续表

卷	步骤	天地之道	修法纲要
下卷大乘超凡入圣（天仙法）	①朝元练气 ②内观交换 ③超脱分形	天有五行，大道一气	上乘之道较为艰深，具体方法不再主观解读，其基本思路是分五季五行炼之，进一步至定息静坐，最终归于一气，一气化神合道

关于表 5-1 需要明确的几个问题。

1. 该书已提出周天之名，并论周天之义为火候之数、修炼之境，显然与现代所称的周天之义不同，说明周天之义理后世仍有所演化，需要我们进一步追寻。

2. 五行颠覆在《周易参同契》即提出，一直未解其意，至此明晰，与飞金晶相合。关于三田返覆，飞金晶为下田返上田，离卦采药为下田返中田，勒阳关为中田返下田，至此葛洪提出的三丹田之说，有了实践上的落实。

3. 关于中乘，实际前两步即为金晶玉液之法，后在第三步统一起来，简称金液之法。整个过程更像后世所称的周天法，但是尚未引入经络理论。

4. 再回顾《周易参同契》时讲的宇宙三模型，实际为上卷小乘合天地上下盖天模型，中乘合圆转如鸡子浑天模型，大乘合宣夜模型。至此，我们才对人体实为一个宇宙小天地有了更深刻的认识。

5. 三乘之修炼并不是时间上阶段的划分，而是三种理念、方法，三者有循序渐进性和交互性。三乘的修炼体验，修炼到位的景象在《灵宝毕法》有详细记载，不再赘述。

《灵宝毕法》一书尚有一个特点，就是多以卦代表时间，这种代指无处不在，读此书需要用到表 5-2。

表 5-2　八卦配时表

卦	季节与月份（农历）	时　辰
乾 1 兑 2	秋，七月与八月	申酉时，15－19 时
离 3	夏，四月与五月	巳午时，9－13 时
震 4 巽 5	春，正月与二月	寅卯时，3－7 时
坎 6	冬，十月与冬月	亥子时，21－1 时
艮 7 坤 8	四季，三、六、九、腊月	辰未戌丑时，7－9 时、13－15 时、19－21 时、1－3 时

　　至此我们也要清楚，气功除内丹一派之外，尚有存思、导引、行气诸派，各派之修法有所交叉，又各有所侧重，这个视野是我们需要具备的。

第6章 五代至宋内丹学宗派的分立

一、南北二宗分立

（一）丹学的流传与南北宗

自钟吕之后，丹学形成了具体的理论与实践系统，其后则是进一步的流传与丰富。丹学形成体系后进入宋代，其发展与丰富受到思想及社会因素的影响。宋代思想方面的特点主要是儒释道三教合流，而从社会来说生产力比较发达，但是国防较弱，尤其是自北宋后期开始，一直到元，社会动荡，长江以北兵荒马乱，颠沛流离，而长江以南，则相对稳定，偏安行乐，生存条件的反差，逐渐使丹学也分为南北二宗。下面是钟吕以后学界认可度比较高的谱系流传（图6-1）。

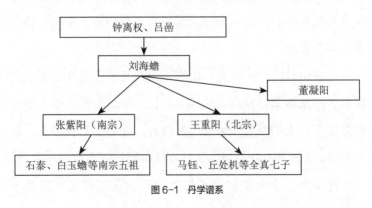

图6-1 丹学谱系

以众人的生卒年对比，以上谱系流传中，每代之间不一定为亲炙，仅代表的是学术思想的传承。

从学术角度论，刘海蟾并未流传太多的著述，其主要起到一个传承作用。刘海蟾应为确定的得道之人，关于他的民间传说很多，而且现代理发业中的术语"刘海儿"传说即源自海蟾真人的发型。其传的弟子，有学者戏称之"三阳开泰"组合，董凝阳以独善其身为主，少有所传，而张紫阳与王重阳分别开创了南北二宗。而其要旨的区别便在于性命双修之中，更侧重于修性还是修命。

至元代，出现了两宗丹道传人一致的情况，于元顺帝时期皆传至陈致虚，因两宗之法均本于钟吕金丹之道，其原则无冲突，故在陈的号召下，**两宗出现合流**。

（二）王重阳与全真北宗思想提炼

实际上说，王重阳从年代上要略晚于张紫阳，因金庸先生在其武侠小说中已经做了大量科普，我们就先来讲一讲王重阳与全真派。

王重阳是南宋末年人，山东人士，长期生活在北方，当时北方战乱频繁，修道者处境与人民一样，非常艰难。在这种处境下，人们需要一个强大的内心，并需要苦行励志、韬光养晦、并常怀仁民济世之志。在这种境况下全真开山立派。

丹学北宗全真的修道思想集中反映在王重阳及其弟子

马钰等的著作中。其思想上重在无为，重视"静"和"气"，实践上则重在苦修。无论内外，皆归于修其心志，所谓于性命双修之中，更注重修"性"，也就是心理、精神层面，而"命"，往往指生理层面。并非说北宗无修"命"，在逆境之中，其艰苦训练，其门徒往往都有强健的体魄。录其三段要旨如下。

纲：其修持大略，以识心见性，除情去欲，忍耻含垢，苦己利人为宗。

体与用：以无心为体，忘言为用，以柔弱为本，以清静为基。若施于人，必节饮食，绝思虑，静坐以调息，安寝以养气。心不驰则性定，形不劳则精全，神不扰则丹结。然后灭情于宁，宁神于极，可谓不出户庭而妙道得矣。

重气：学道者无他务，在养气而已。夫心液下降，肾气上升，至于脾，元气氤氲不散，则丹聚矣。若肝与肺，往来之道路也。静既久，当自知之。苟不养气，虽挟泰山，超北海，非道也。

同时全真一派还重视男女平等，这在封建社会是不多见的。全真七子中的孙不二更是一位女性，因男女生理有所差异，其从女性生理对丹道多有探讨，可以为后世女性修道者提供借鉴。

（三）南宗张紫阳与神化的《悟真篇》

张紫阳一般学界称之为张伯端，其生活于北宋时期，然其所开之南宗，大部于南宋年间在偏安一隅的江南发展起来。张伯端有两个特点，一是深受三教合流思想的影响，二是他是一位诗词之人。在这两个特点之下，其思想与著作也体现出深刻的烙印。

《悟真篇》一书为张伯端的代表作，其表达形式上都是诗词。我们知道与钟吕同时代的施吾肩著《钟吕传道集》并创立相对复杂的丹道术语系统者，本书便继承了施吾肩的诸多隐语。该书虽不说比《周易参同契》更佶聱难读，给人感觉上直追《周易参同契》，被后世推崇称为"丹经之宗"。后世对其注解、阐发多达数十家，这也从侧面反映出其难读的一面。其著作尚有《金丹四百字》与《玉清金笥》，都不出金液还丹之法。

我们不否定《悟真篇》的学术价值，其同时继承了《周易参同契》与钟吕的丹学思想，但从阅读及使用角度，该书以分散的诗词为著述形式，逻辑难以把握，又多用隐晦之语，则更难理解。笔者还是先推荐钟吕所著的《灵宝毕法》，也可得真传，另将张伯端将丹道在钟吕基础上向前推进处在下面总结。

（四）张伯端的丹学推进

重视修命：可以说张伯端是一位唯物主义者，俗话说不信邪，明确提出意守丹田，但守丹田并不重意，只是以下丹田为鼎，肾气为种子。他认为如果过于重意，则会出现"幻丹"偏差，重视客观生理效应，也就是重视意识对于生理效应的调动。其重视生理，修行不需要出世，不机械禁欲，不辟谷，认为这些与生理锻炼不冲突。

在修性方面：也就是心理精神层面，认为人之性都源于气，这与物质第一性相贯通。性又分为元性与质性，元性是人内心真正的想法，质性是人在物欲等因素驱使下的想法。他认为质性往往会遮蔽元性，修炼重在回归元性。这与三国时期嵇康《养生论》所言"外物以累心不存，真气以醇泊独著"相通。

后世对张伯端评价多有重视命功之论，实际上并不妥。他的功法在筑基阶段是性命双修，第二阶段炼精化气则是以修命为主，导致了后世误解，炼气化神则性命双修，修性更多，炼神合虚则纯为性功。这是结合其多种著作，提炼思想后，较为客观的评价。

在具体实践上张伯端还将丹法完全化为静功，其弟子石泰则提出"意守丹田"为丹道核心要义。同时张伯端在静坐内视之中，对于奇经八脉进行了观察与记载，与传统的八脉有所差异，但李时珍在《奇经八脉考》中给予了肯定。

"我命由我不由天"与"天人合一"的对冲："我命由我不由天"之论最早见于葛洪的论著，张伯端重申了著名论断"我命由我不由天"，由此该论断开始在修道之士群体之中传播。显然，这一说法与道家老庄提出的"道法自然""天人合一"是两个极端，我们如何取舍？答案是不需要取舍，只需统一。对于如何统一，还要回归《易经》找到方法。《易经》有两句广为流传的话："天行健，君子以自强不息；地势坤，君子以厚德载物。"这两句话的前半部分讲的是天地之道，而后半部分引入君子，这是孔子引入的，君子代表人，所以两句话中有三才，指的是在尊重、顺应自然之道的同时，发挥人的主观能动性。前半句合的是"天人合一"，后半句合的就是"我命由我"，也就是说不要走极端，将二者在阴阳智慧中统一起来。

对三教合一的主张：宋代如程朱等理学家，为了维护儒家之正统，表面上对道、释学理讳莫如深，实际上其理学观点很多出自道家。在这种大背景下，张伯端光明正大的进行了援儒入道。他认为老子倡导的修行方法是重命不重性，释家之法则重性不重命，只有儒家孔子"以命术寓诸易象，以性法混诸微言"，可以臻性命之奥，这与前面"我命由我"的探讨是一致的。因此，张伯端主张三教合一。

总的来说，张伯端所论丹功从炼形化气，到炼气化神、炼神合虚，钟吕虽然未明确提出来形、气、神线，但具体实践仍是高度相合的，我们前面也进行了初步的对应，贯通参考即可。

二、且论两位散人

两位散人，一位是陈抟，另一位是曾慥。陈抟，又称希夷先生，是五代、宋初一位著名的气功家。有学者认为其曾后启张伯端，对此有所争议。曾慥则是南宋初的道家学者，其编写的《道枢》一书对宋以前的气功进行了全面的总结。

陈抟传下了睡功：陈抟最有名的是传下了《无极图》和《先天图》，在气功一道上，其主要传下了《安睡诀》，即"左侧卧，则屈左足，屈左臂，以手上承头伸右足，以右手置右股间。右侧卧，反是"（图6-2）。这可以说是盘坐式训练外的一股清流。

曾慥编《道枢》：《道枢》一书共四十二卷，有分类之论108篇，系统介绍南宋历代气功家之理论方法，涉及学者一百五十余人。尤其是其中关于静功的方法，该书几乎网罗无遗。该书在辑录各家著作时，不是简单摘抄，而是根据作

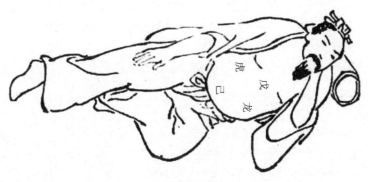

图6-2　希夷安睡图

者心得加以分类编排，同时首载了南宋以来流传甚广的动功八段锦（图6-3）。此书可以作为了解南宋以前气功学整体的首选。

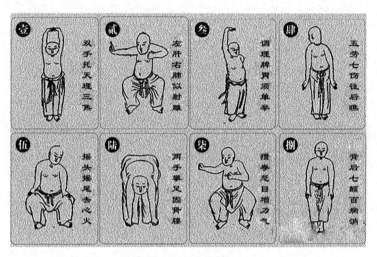

图6-3 动功八段锦

第7章　明后内修与医学的深度融合：周天学说的形成

一、医学的融入与周天理论演变

至此我们的内修之道已经基本完备，但是其中缺少一个角色的参与，那就是经络与穴位。丹学两宗合并以后进入明代，在金元窦汉卿、王国瑞等大家创立八法、子午流注法等基础上，针灸也迎来了发展的黄金期，杨继洲更是著了《针灸大成》，是继《灵枢经》和晋代《针灸甲乙经》之后，针灸学第三次全面总结。在针灸的兴盛情况下，与丹学有了交叉。

这时，李时珍的《奇经八脉考》也已经写就，任督理论走向成熟，而且《奇经八脉考》对于修道内视多有涉及。其中明确提出"任督二脉，人身之子午也，乃丹家阳火、阴符升降之道，坎水、离火交媾之乡"，已经明确将丹学与医学结合起来。

与李时珍时代相差不远的胡文焕撰《类修要诀》则论述了"以意导气"，使气在身体前后形成的圆圈上循环，然而其并未称此循环路径为任督二脉。

　　以上二人的论述具备了使丹功简化的条件：一是路径明确为经络，则可以引入医疗使用，不再拘泥于长生得道，也以之强身祛病；二是不拘泥于时，不用推算月日时，可以意导气，诱发感传，再结合经络路径，便是经络导气。

　　至此，医家根据现实需要，结合较为客观易接受的经络医理，对相对神秘的丹功进行了改造，使之通俗易行，易于推广。

　　关于该成果最早的文献记载是明末清初医家汪昂《勿药元诠》，且已称"周天"之名，至此较钟吕所论"周天"之义彻底改变，并传至今（图7-1）。

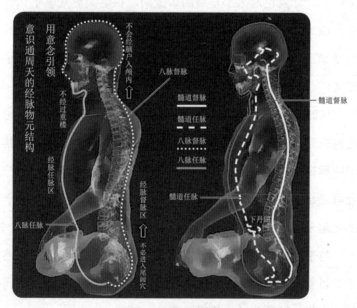

图7-1　周天任督运行图

据汪氏记载：小周天，先要止念身心澄定，面东跏坐（平坐亦可，但前膝不可低，肾子不可着物）。呼吸平和，用三昧印（掐无名指，右掌加左掌上）。按于脐下，叩齿三十六通，以集身神，赤龙搅海，内外三十六遍（赤龙，舌也，内外，齿内外也）。双目随舌转运，舌抵上腭，静心数息，三百六十周天毕，待神水满，漱津数遍，用四字诀（撮抵闭吸也，撮提谷道，舌抵上腭，目闭上视，鼻吸莫呼）。从任脉撮过谷道，到尾闾以意运送，徐徐上夹脊中关，渐渐速些，闭目上视，鼻吸莫呼，撞过玉枕（颈后骨），将目往前一忍，直转昆仑（头顶），倒下鹊桥（舌也），分津送下重楼，入离宫（心也），而至气海（坎宫丹田），略定一定，复用前法，连用三次，口中之津，分三次咽下，所谓天河水逆流也，静坐片时，将手左右擦丹田一百八下，连脐抱住，放手时将衣被围住脐轮，勿令风入（古云，养得丹田暖暖热，此是神仙真妙诀）。次将大指背擦热，拭目十四遍，去心火，擦鼻三十六遍，润肺，擦耳十四遍，补肾，擦面十四遍，健脾，双手掩耳鸣天鼓，徐徐将手往上，即朝天揖，如此者三，徐徐呵出浊气四五口，收清气，双手抱肩，移筋换骨，数遍，擦玉枕关二十四下，擦腰眼一百八下，擦足心各一百八下。

二、周天与内丹的比较

（一）周天与内丹比较（表 7-1）

表 7-1　周天与内丹的比较

周天	简单，结合经络，仅要求任督二脉循环，类似内丹金晶玉液部分	不需要择时、随时随地可以修炼	明确意守丹田，主动"以意导气"诱发感传	目的在于强身祛病
内丹	系统，未明确经络，有筑基、采药、勒阳关、金晶玉液、金液还丹、练五脏、一气化神合虚等	需要严格配合天地之道择时，需要专门训练，以之为业，练成需要数年	未明确意守丹田，有三丹田，感觉为自然出现，轻易不意念诱导	目的在于修炼得道，超凡入圣

注：有现代学者称小周天之法是医疗用简化版的内丹术，很是贴切

（二）武学之内外兼修

明清时期还出现了一个趋势，就是气功与武术的结合，所谓"内练一口气"与"外练筋骨皮"的结合。这种功法的代表是十二式易筋经（图 7-2）。

前面讨论过，有研究认为其言其传自达摩，宋元以前已经广泛流传于少林寺僧众之内，现存文献来说，其最早见于清来章氏辑本。虽不知来章氏是谁，但学者考证不出清代，所以说易筋经十二式在清一代方大流行。易筋经在现代武侠文化的演绎下，极其神奇，其实从根本上说，其是动功的一

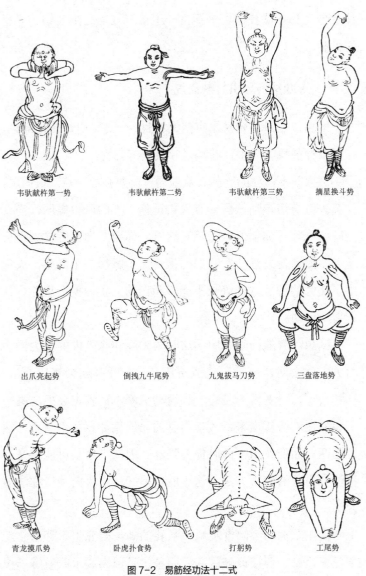

韦驮献杵第一势　　　韦驮献杵第二势　　　韦驮献杵第三势　　　摘星换斗势

出爪亮起势　　　倒拽九牛尾势　　　九鬼拔马刀势　　　三盘落地势

青龙摸爪势　　　卧虎扑食势　　　打躬势　　　工尾势

图 7-2　易筋经功法十二式

种，借此套功法我们也来探讨一下传统气功之中吐纳、导引的机制。

（三）吐纳、导引机制假说

气功，在最开始基本有两大科目：一是导引，二是吐纳。导引以抻筋拉骨为主，吐纳以呼吸训练为主。

想象一下，你的胳膊有点虚弱，需要强壮一点，很简单，你会去健身房运动。假如有人告诉你，你的肝很虚弱，需要把肝练强壮，你会怎么锻炼？这时，你会发现肝脏根本不会运动，如何使之强壮？我们的祖先为了解决这个问题，表现出了莫大的智慧，肝既然不能主动运动，我们换个思路，让它被动运动。

试想吸气的同时收腹，这时候胸腔和腹腔内的压力同步增大，就会对所有内脏造成挤压。一个呼吸就会挤压一次。这种挤压，一者对内脏是一种运动按摩，再者也会把内脏中沉积的血液挤压出来，改善内脏的血液循环。久而久之，通过这两方面的作用，内脏便会强壮。因此，气功可能就是一种锻炼内脏的健身方法，这可能也是武林中"内功"称法的源头。

我在东直门医院针灸科跟从我的硕士研究生导师汤立新主任出诊时，曾接诊老牌武术明星也是国家武术队教练李俊峰老师。李老师曾在门诊演示五脏锻炼气功，锻炼肺脏的动作，给大家描述一下：基本是把两个胳膊尽力收紧，挤压胸廓的动作，其意类似于易筋经的九鬼拔马刀式。除了上面讲的调整呼吸，导引动摇肢体也能训练内脏。

只要明白了其中道理，就可以自行设计一个动作，不用拘泥于现有的动作，所谓无法有法。开始入门，还是得学一学基本的功法，不需要太多，抓住一种，练熟即可。

易筋经（排除与其并称的洗髓部）的优势在于其有十二式，每一式扣着一条经络，其实所有功法普同一理，只是侧重和细节小有差异，如易筋经的掌托天门式，类于八段锦的双手托天理三焦、五禽戏的虎举、少林内功霸王举鼎。

（四）虽不能至，心向往之

周天虽然是天文学名词，其实也和周易是血脉相连。易字拆开便是日月，周易之本义也即日月周行于天，也即周天（图7-3）。

从生理角度，阳受气于四末，阴受气于五脏，四末五脏

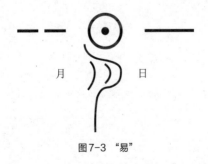

图7-3 "易"

不可偏废，身与体不可偏废。

在宣夜说中，任何人都是宇宙中的奇点，这个点与宇宙其他部分的联系，以与蝴蝶效应相通的方式。

针刺，一根金针可以导气，气至病所，需要手如卧虎，如待所贵，不知日暮。

承隐逻辑，些许散论，续探其源，虽不能至，心向往之。

外篇　从任督出发的针灸学术与实践探论

第8章　从任督穴考到奇经八脉解构

一、髓海理论与督脉脑户穴临床

四海理论是古人阐述经络纵横关系的一个角度，然而该理论指导临床落实性较差，笔者从文献角度试以髓海理论为例探索之。《灵枢·海论》所载的髓海所输之两处，并非髓海理论的应用性腧穴，以文献综合考证，得知此为髓海所输界限确定所应用的参照系，借此确定髓海之输的范围面，平行探究髓海之功能，解决"心主神明"与"脑主神志"之争论，将髓海功能明确为主一切生命活动信息调控的大概念之神。而后结合经络文献，由面到线，再辅以腧穴考证，由线到点，发现髓海理论应用的首要关键点在于脑户穴，进一步统计、总结脑户穴功用及临床治疗相关古今文献，发现与髓海之功能高度吻合。由此得出结论，《黄帝内经》中确定、记述了髓海所输的范围面，髓海之功能与人体生命活动信息调控息息相关，临床髓海理论的应用需要重视督脉和脑户穴及与此相关的骨空体系。

四海理论为针灸的经典理论，阐述了经络的纵横关系，然而该理论在应用上多着眼于《灵枢·海论》中简要罗列的腧穴，未经系统分析、总结，故临床落实性较差，有鉴于此，笔者试结合文献及实践以四海中的髓海为例探究之。

（一）髓海之输是一个范围

《灵枢·海论》论述了四海上下所输之处："胃者水谷之海，其输上在气街，下至三里；冲脉者，为十二经之海，其输上在于大杼，下出于巨虚之上下廉；膻中者，为气之海，其输上在于柱骨之上下，前在于人迎，脑为髓之海，其输上在于其盖，下在风府。"现代临床应用多据此段论述，取其所列腧穴，实际此种用法较内经本义有偏颇之处。我们回到经文看：① 此文紧接的上文是"必先明知阴阳表里荥输所在，四海定矣。黄帝曰：定之奈何"，此处的回答即是荥输之所在，考之此"荥输"应非五腧穴之"荥输"。荥，《康熙字典》对其本义的训释有三方面：一是绝小水也；二以之形容波浪，如荥濙，乃波浪涌起貌；三用之形容地名、水名。五腧穴里用的是其绝小水义，而《海论》之中形容四海，海波不相离，用的应是其第二义。《康熙字典》引《广韵》中输字本义为"尽"，如《左传·襄公九年》所言"输积聚以贷"。我们不妨参考之，那么此处荥输当形容的是四海之波所尽处，放之下文也讲得通。②回到其所输之处的条文,其描述并非都是穴位,如气街,街者,四通之道也,四通八达,并非具体的点;柱骨之上下,上下更是一个范围的估量描述,也不是点;其盖,盖者,遮覆物也,也绝非一个点。故以上三者绝非指穴位,假设是描述穴位,"其盖"若用《黄帝内经》里的"巅顶"替换则更贴切。而气街、巨虚、上下廉、风府这组描述只能统一在人体体表标志一词中,也就是说此段所述的点或部位都是人体测量的参照系,并非指具体穴位。这种混参具体穴位和部位测量人体的方式在《灵枢》其他篇中也能见到,如《灵枢·骨度》篇所载"天枢以下至横骨,长六寸半……耳后当完骨者,广九寸。耳前当耳门者,广一尺三寸"。再者,从上下文看,此段文字紧接上文所回答的设问是"四海定矣,定之奈何",即四海如何划定。虽然"定"字也有平定的意思,但是根据上下文,此段之后的段落始陈述四海之生败、利害,既无生败、利害,不会先谈平定,也可见此处讲的是四海划定参照系。③此篇首述了水谷之海,其输上在气街,下至三里,用了一个"至"字,据此也可推断此处表述的该是一个范围,紧接其后又加有"出、上在、下在"等描述,叙述相对繁复,在古人以刀为笔的书写时代,考虑书写劳动成本,应不妄写加词。从反面看,我们也可以从《黄帝内经》之中找到简单罗列腧穴或部位而非表述范围的例子,如《灵枢·卫气》表述"足少阴之本,在内踝下上三寸中,标在背输与舌下两脉也。足厥阴之本，在行间上五寸所，标在背腧也。足阳明之本，在厉兑，标在人迎，颊挟颃颡也。足太阴之本，在中封前上四寸之中，标在背腧与舌本也"。其所表述并列部位，多用"与"字，而且辅有具体的分寸描述，与《灵枢·海论》篇截然不同。④ 古人以四海合十二经水类比于自然界之水系，而自然地理之海当为一个区域、范围，也与上理相通，同时能与《黄帝内经》创作时的地理学著作《山海经》之表述方式相互印证。由此得出，髓海之输，当非确定穴点，而是以具体部位和穴位为参照系的一个范围，大约从头盖到风府，其他三海亦然。考探至此，我们为髓海理论临床应用确定了结构上的靶向范围，下一步从功能角度探究之。

（二）从脑主神志与心主神明矛盾到四海与精气神的对应

《灵枢·海论》篇有关髓海功能的论述，如"髓海有余，则轻劲多力，自过其度；髓海不足，则脑转耳鸣，胫酸眩冒，目无所见，懈怠安卧"。其中自过其度与懈怠安卧的描述均属于人体生命活动控制及神志方面之变化，据此点推测髓海的功能指向可能与生命活动调控及神志有关。这一点基于现代医学中大脑的作用无可非议，然而考虑中西医理论体系差异，推测的证实仍需回溯并探索先贤所构建的中医体系，需要解决"脑主神"与"心主神"之矛盾争议。此争议由来已久。《素问·灵兰秘典论》提出："心者，君主之官，神明出焉。"《素问·脉要精微论》又言："头者，精明之府。"历代学者对此解读不同，产生了神志之主的争议。虽说《黄帝内经》以后历代医家从心论神志者众，但明代李时珍在《本草纲目》中明确提出"脑为元神之府"，清代王清任更是在其《医林改错》中指出"灵机记性不在心而在脑"，直接否定了心主神明理论。争议至今悬而未决，翻阅古今内经研究文献，未见直接明确解决此争议者。当代学者烟建华之《黄帝内经》学术体系研究论述给了笔者一个启发，烟氏在其代表性著作《医道求真》一书中提出：神概念有大小之分，内经之中小概念之神有五，为神、魂、魄、意、志，心所主之神为小概念之神，是人在清醒状态下的自觉意识，应用上其主要落实在情志方面，主喜、怒、悲、惊、恐之中的喜，与人体情绪变化密切相关。而通用《中医基础理论》教材论述了神概念有广义、狭义之分，明确了广义的神是一切生命活动的总主宰。上述二者参合，将广义之神和狭义之神概念、功能作了区分并统一起来。心主狭义之神，广义之神也当有所主，是否是髓海需要进一步考求。众所周知，中医学体系的构建有赖于"天人合一，取象比类"的思维指导，把人体与自然界对应相参。我们所生活的自然界最下面是大地，为有形之物质；自地以上为大气层，为无形有质之物；根据古人的世界观，大气再为九天之上及神祇所居，相对虚无。梳理一下，在古贤观念中，宇宙自下而上，由大地到大气再到九天之上，由物到气再到神，由有形渐入无形，由阴至阳。以"天人合一"思想将此自然三层架构找一个角度类比于人体，在针灸人体构建体系逻辑上在直接的对应即是"四根三结"，而人体结构上三结头、胸、腹又直接对应脑、膻中、胃冲脉四海。直接取"三结"为桥梁进行三三类比、一一对应，则自然之物、气、神分别对应人体腹（胃与冲脉）、胸（膻中）、头（脑）。再进一步类比，如选取面部，则物、气、神分别对应面部的口、鼻、眼。这些简单的类比对应完全可以形成体系：下 - 大地 - 物 - 水谷之海 - 腹胃 - 口 - 口味、中 - 大气 - 气 - 气海 - 胸肺 - 鼻 - 鼻息、上 - 天之上 - 神 - 髓海 - 头脑 - 眼 - 眼神，而血海冲脉行于人体中部，亦为十二经之海，上贯三阳，下渗三阴，前合阳明胃水谷系，后合少阴肾脑髓，贯通上述三个巨系统。

我们进一步分析对应体系中的逻辑，人体通过口摄入物质性的五味入腹部肠胃以充养物质性的形体，通过鼻道吸入气入胸肺之中以涵养气魄，通过眼睛见识五色传入头脑以颐养神采，这深合自然、生活之理，也可与现代科学物质 - 能量 - 信息的三元提法相通应。经过类比，人体其他部位也可入此体系，不再一一赘述。借上述体系我们得出结论，髓海所主是相对广义的神，类比于古人世界观中的天神，与气和物相对应的大概念。我们追溯一下神的本义，《说文解字》段注"神，天神，引出万物者也。从示、申"。由此可见，"神"引出万物，在至高至阳之处，含义基本与人体广义之神相一致。至此得出结论：脑主神志与心主神明并不矛盾，而是从不同层面上有机统一的，头脑所主之神为大概念之神，居于人体至高至阳之处（头脑），为人体生命活动调控与信息的主宰，而心藏之神为小概念之神，是觉醒状态下的自主意识，为大概念神中指向高级意识的重要组成部分。也就是说髓海是人体一切生命活动调控与信息的主宰，髓海之重要可见一斑。以上结论在《内经》中也见到侧面映射性论述，如《灵枢·经脉》"人始生，先成精，精成而脑髓生"。脑髓生后，续再成骨、肉、筋、脉、皮等组织结构。

（三）由髓海之输范围面到线再到点：督脉与脑户穴

如果将髓海理论落实到临床应用，一个范围是无的放矢的，需进行相对精细的校定。根据一般哲学思维，精细化需先从一个区域、一个面浓缩至一条线。综合考虑各方面因素，在此区域内，我们应重视的是督脉，原因有以下几点：首先，督脉穿过《灵枢·海论》篇中所列的全部两个髓海之输界定参照系，其盖及风府。其次，在针灸经脉体系之中，督脉与髓海（脑）的联系最紧密。《素问·骨空论》载："督脉者，起于少腹以下骨中央，女子入系廷孔，其孔，溺孔之端也。其络循阴器，合篡间，绕篡后，别绕臀至少阴，与巨阳中络者，合少阴上股内后廉，贯脊属肾，与太阳起于目内眦，上额，交巅上，入络脑……"《难经二十八难》又载："督脉者，起于下极之俞，并于脊里，上至风府，入属于脑。"最后，二者在功用属性方面相应性最好，督脉为阳脉之海，总督一身之阳，与头脑之至高至阳属性恰相符合。

定线后进一步精细定位就需要落实到点上，在局部确定一个相对重要的点，也就是传统的大穴，才能真正将此理论落实到临床。回到经典，《素问·骨空论》有一段与"髓"相关具体点的论述，即"髓空在脑后三分，在颅际锐骨之下，一在龂基下，一在项后中复骨下，一在脊骨上空，在风府上"。其所述首个髓空，也可能是最重要的，在脑后三分，颅际锐骨下。颅的本义是头盖骨，也就是现代解剖学的顶骨，其后面的边际横向上就是顶枕结合部，基本就是小儿后囟区域，此区域中合上文考证的纵向的督脉一线，在纵横两线交点确定位置，即是脑户一穴（图8-1）。

另外，关于脑户穴解的文献也佐证了此点。《古法新解会元针灸学》曰："脑户者，头髓大脑所居之户也，故名脑户，又名合颅者，脑后骨之合缝也。"言明脑户即是颅骨后缘合缝，也点明了其与脑髓的密切关系。《经穴命名浅解》曰："脑户，出入通气之处为户，穴当枕外粗隆上缘，是脑气出入之所，因名脑户。"《经穴释义汇解》曰："穴在枕骨上，强间后一寸五分，枕骨中为脑所居，穴在其上，故名脑户。"这两条均阐述了脑户与脑髓联系紧密，且此穴位置对于脑髓有要塞性作用。现代学者刘杰更直接提出"此穴位于人身八卦乾

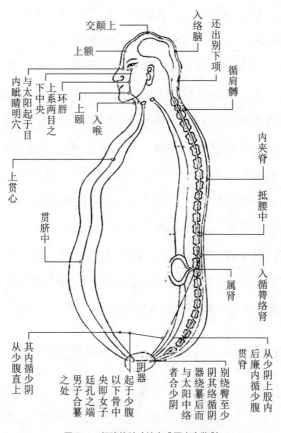

图 8-1　督脉络脑（摘自《医宗金鉴》）

部，别名会额，是因其为督脉脉气入脑之处，行巅顶，下额头，故名之。若反之，督脉脉气上额交会巅顶，入络脑，由是穴而出下颈项，名之。"同时有多位现代针灸学者结合文献与临床实践考证，认为针灸髓会一穴并非绝骨，而是此穴所在的枕骨部。另外，从现代解剖学角度看，脑户穴所在的枕外隆突部是项韧带、颅底肌群、枕肌、帽状腱膜等多方面肌筋膜组织的汇集、附着区域，干预此区可通过局部骨质及枕骨大孔的力学传导间接影响大脑，同时也与视觉传导路径有密切关系，这也与我们之前的髓海 - 眼对应的文献推断相符。除此之外，在《黄帝内经》医学体系之外的传统医学中，脑户穴的重要性及其调控性作用也有体现。在道家医学中，此处是通向泥丸宫的玉枕关；在佛家医学中，其乃启神开智的修明点。也就是说，我们通过合适方法刺激脑户穴，可以对人体的脑（髓海）产生调节作用，而髓海又是整个人体生命活动信息调控的主宰，故在临床之上脑户穴治疗作用当是全身调控性的。临床应用髓海理论时，不应限于简单选取《灵枢·海论》所列腧穴，更应将脑户穴作为重中之重。

（四）有关脑户穴应用的古今文献提取与统计

关于脑户穴的临床应用文献，更是有力佐证上论。参考现代学者对脑户穴古文献的整理，将其所治病种统计见表 8-1。

表 8-1　脑户穴的临床应用文献

相关文献	所治疾病
《针灸甲乙经》	目不眴、目不明、痉、寒热、重衣不热、头重顶痛、脑中寒、汗出、头中恶风、喑不能言、巅疾、骨酸、眩、狂、瘛疭、口噤羊鸣
《备急千金要方》	狂癫惊风走、恍惚、头重痛、面赤肿、目痛不能视、呕、颈有大气

续表

相关文献	所治疾病
《千金翼方》	风、头重风劳
《外台秘要》	舌本出血
《医心方》	寒热痉、项痛、风眩
《铜人腧穴针灸图经》	目睛痛不能远视、面赤目黄、头面肿胀
《针灸聚英》	瘿瘤
《循经考穴编》	颈项强痛、头风目泪

注：关于文献中主治疾病有重复记述者，归于年代较早的文献

从上表的文献统计看出，脑户穴治疗范围广泛，涉及神志、脑、头、面、官窍、颈项、骨骼、言语、寒热、汗证等全身上下诸多方面疾病。现代学者则在古人基础上又将脑户穴用于治疗腰椎间盘突出症、原发性高血压、特发性震颤、疼痛类疾病、脑昏迷、脑卒中、小儿脑瘫等多种疾病。现在国家中医药管理局适宜技术推广的脑针疗法，于全身范围内治疗多种疾病，即主要着眼于枕外隆凸脑户穴区域。综合古今文献看出，脑户穴的治疗范围涉及全身，这与其和髓海的密切关系不可分割。

（五）关于脑户禁刺讨论与骨空体系展望

关于脑户一穴古今多有禁刺之论，现代多位针灸学者对此进行了反驳，经过在文献及临床实践领域全方位梳理与考

证，得出的结论是脑户穴操作的危险因素在于颅骨变异和取穴不准偏向枕骨大孔。上述两者均是针灸临床低级错误，此两种情况凡稍有素养的针灸医师规范操作完全可以避免，故脑户穴针刺是安全无疑的。当然，髓海理论之用不单单限于脑空一穴，《灵枢·卫气失常》有云"骨之属者，骨空之所以受液而益脑髓也"，言髓必言骨，骨必有骨空，骨空与脑髓当有重要联系。现在已有学者对《素问》穴位分类及骨空体系开始着手研究，我们也应结合经典进一步探索，结合骨空穴类探索髓海相关腧穴的体系性，这些相关研究或会进一步指导针灸临床具体操作。

综上所述，《灵枢·海论》所记载的髓海所输之穴仅为划定范围的参照系，并非直接应用于实践的穴点。当回归中医学"天人合一、取象比类"思维，合以《灵枢》记述的髓海失常表现，有机统一"心主神明"与"脑主神志"后，我们发现髓海所主者为大概念之"神"，髓海之功能为人体生命活动及信息总调控。进一步以髓海之输的范围面为前提，利用逻辑思维梳理相关经络腧穴文献，由面到线再到点，得出脑户穴是影响、调控髓海的关键点，脑户穴借髓海之全身调控作用可影响周身，髓海理论的临床应用需重视此穴并参考与此穴相关的古今文献。髓海理论的应用不应局限于一穴，其与《素问》骨空体系关系密切，骨-髓-脑-肾相关人体系统及参合骨空的髓海穴位体系应进一步研究。

二、奇经八脉多学科研究举要

古今针灸学者对奇经八脉之"奇"多有训释，在"奇"之本义上存在一定争论。笔者发现古兵学文献中记载了丰富的奇正思想，打破传统单考证"奇"字的思路，将之放入"奇正"整体中考察，发现奇与正存在相对性，且具有对立统一性，由此引申出奇经八脉系统与十二正经系统的对立统一性。在参对正经循行、功能及特性的前提下，借鉴现代人体解剖学与运动医学理论，对奇经八脉理论体系进行重申与解构，以整体的视角探得奇经八脉的系统性三维立体逻辑层次。

奇经八脉是指十二经脉之外"别道奇行"的八条经脉，一般认为"奇"是奇异的意思，指这八条经脉的分布和作用有异于十二正经。《难经集注》虞庶注认为"奇者，奇零之奇，不偶之义"，也是一种说法。沈雪勇等在《经络腧穴学》中又以跷脉、维脉之循行为据反驳，认为"不偶"之说不妥，仍释为奇异之"奇"。现在学界对于奇经八脉的训释即以此二种学说为主，二者又存在不可调和之处。

(一) 结合古兵学文献的"奇正"整体义训

1. 由单考"奇"到"奇正"考

我们首先来看"奇"字之本义。现存最早的字典《说文解字》载："奇，异也。一曰不偶，从大从可。"由此可见，从单字之本义追溯不出乎传统之解。这就需我们跳出零碎而片段的解诂思路，退一步到更加整体、系统性的角度。

经脉系统包括十二正经与奇经八脉，在这个系统之中"奇经"与"正经"既相对应又相统一。中医理论体系深植于华夏文化母基之内，在古代文献中存在大量"奇正"并称的记载，故奇经八脉之"奇"也可与十二正经之"正"并称为"奇正"，我们可以在"奇正"的整体含义追溯下顺带考察奇经八脉之"奇"。

从现存的文献来看，"奇"与"正"最早并见于《老子》第五十七章"以正治国，以奇用兵"。二者并称"奇正"则首见于《孙子兵法·势篇》，即"三军之众，可使必受敌而无败者，奇正是也"。接着对奇正进行了阐释："凡战者，以正合，以奇胜……战势不过奇正，奇正之变，不可胜穷也。奇正相生，如环之无端。"其所论述的奇正二者相对、相生又变化无穷，极类中医理论体系之中的阴阳二元辩证范畴。现代学者对于《孙子兵法》"奇正"的解读多认为"正"是常规的作战方法，而"奇"是非常规的作战方法。《吴孙子》以后，《孙膑兵法》对于"奇正"进行了专篇论述，进一步指出"足以静为动奇，逸为劳奇，饱为饥奇，治为乱奇，众为寡奇，发而为正，其为发者奇也"。这可以说是对奇正的二元辩证性的进一步强化。此后古兵学中的奇正思想经曹操、李靖等数代军事家的发展，至唐宋时期，形成了成熟的奇正二元辩证军事思想系统，记载于《唐李问对》一书。

由上可见，"奇经八脉"之"奇"是一个相对范畴，与正经之"正"相对，离开"正"单论"奇"是不妥的，二者统一于对经脉体系的描述之中，又相反相对，若"正"指常规、对偶等义，则"奇"指异、非常规、不偶等义。

2. 奇正思想与经脉理论的相合性考察

以古兵学领域为主的古文献中阐述了丰富的奇正思想，但其与经脉理论中的"奇正"的相应性还需要进一步考证。

首先，传统学科本身具有贯通性，古人将经济、政治、社会、生态、宗教、医学、兵学、科技等统一在同一套哲学及逻辑体系中。在古兵学之外，不只中医学科中可见到奇正相关的论述，一些其他传统学科之中，也存在着明显的奇正思想。如李二叶就对传统文学批评学科的经典著作《文心雕龙》中的奇正思想进行了抽离与研究，认为刘勰《文心》虽未辟专篇来论述"奇正"，但他的"奇正"思想贯穿并主导全文。

其次，奇正之辩在中医理论体系之中不单单用于经脉理论，《黄帝内经》之中也可见用之论述病邪，在"邪"之外又有"奇邪"之称谓。如《灵枢·官能》所言"上视天光，下司八正，以辟奇邪"，此论中"正""奇"并见；再如《灵枢·口问》言："凡此十二邪者，皆奇邪之走空窍者也。"《素问·三部九候论》言："其病在奇邪，奇邪之脉则缪刺之。"《素问·气血论》言："以溢奇邪，以通营卫。"

最后，进一步挖掘"奇正"之义。其在古兵书中，最早用于古军事形名指挥系统，描述军队阵形的变化，如《孙膑兵法》所论"形以应形，正也；无形而制形，奇也"。其实在日常生活中也常以"奇正"论形，如俗语"此人无正形""奇形怪状"等。古人构建中医理论体系时，将"奇正"引入人之形体描述系统也就不足为奇了，古文献中具体可见用之描述经脉之形制、邪气病形等。

（二）奇正思想下奇经八脉理论解构

1. 跷脉、维脉单行论

十二正经系统，每一脏腑经脉左右成偶对，两侧各一，共计二十四条，再以阴阳为纲，手足相合，便成六经系统。此系统有一个特点，经脉是成偶对的。正、奇如阴、阳一般，具有相对性。从这个角度而言，虞庶之论是可取的，但仅是奇、正相对的一个方面。沈氏以跷脉和维脉为例对于虞氏的反驳之论则需要进一步重申，虽说现代经络相关教科书上将人体之跷脉和维脉解读为左右两条，但是根据奇正的对立统一性，不同于十二正经的对偶性，奇经八脉是不成偶对的，维脉、跷脉也不例外，阴维、阳维、阴跷、阳跷四脉是左右紧密联属的，通过这种紧密的连属将肢体左右的循行部分统一，单行而不偶。

2. 奇经八脉理论体系整体性探索

众所周知，十二正经体系以阴阳、手足、脏腑统之，最终应数为六，与《素问·六节藏象论》相合，条理清晰，层次分明，同时藏象为脏腑之象的抽离，具有相对抽象性，与之相合的正经也应具备相应特性。那么，与之相对的奇经八脉系统的构建应该走的是相对错综交叉，相对具体，更加综合、整体的路子，沿此思路我们对奇经八脉进行深入考察。

人体之研究不外乎结构与功能，从空间结构而论，任督二脉所形成的环，恰围绕人体的矢状面；带脉则围绕人体的水平面；除以上三脉，八脉之中剩余的经脉尚有冲脉、跷脉、维脉，而跷脉、维脉前面皆贯以阴阳（图 8-2）。我们先看冲脉。《奇经八脉考》综合了其前关于冲脉的历代循行文献："冲为经脉之海……起于气冲，并足阳明、少阴之间，循腹上至横骨，挟肚左右各五分，上行历大赫、气穴、四满、中注、肓俞、商曲、石关、阴都、通谷、幽门、至胸中而散。"冲脉基本是沿人体躯干部的冠状面作一定三维立体式的循行的。综上所述，以上四条经脉可以说完成了对人体躯干部结构的三维立体限定与描述。

进一步言，这种限定与描述，不止限于结构，也可以引申至功能。《素问·骨空论》载："任脉为病，男子内结、七疝，女子带下、癥瘕……督脉为病，脊强反折。"可以说任督二脉出现以功能为主的问题时，则可见与性别有关的生殖系统问题和脊背部问题，简单概括为前后问题。《素问·骨空论》又载"冲脉为病，逆气里急"，即言冲脉功能出问题时，于上则见气逆，于下则见里急，可简单概括为上下问题。

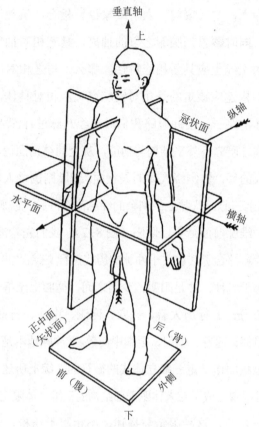

图8-2　人体解剖面全图

《难经·二十九难》载："带之为病，腹满、腰溶溶如坐水中。"显而易见，带脉失常可出现腰腹一周的问题。综上所述，以上四脉的功能与其结构的三维立体指向是一致的。任督二脉分别作为"阴脉之海"与"阳脉之海"，二者在描述人体矢状面方面的配合统一，也恰恰是对正经体系阴阳分明路子一定程度上的打破。

　　以上完成了对于躯干部的三维限定，接下来我们继续探讨四肢部位。人体四肢部不像躯干部，多静而少动，结构上相对稳定。相对而言，可以说四肢最突出的特点即在于其变动性，也就是说，在于其具备灵活的运动功能。抓住这一特点进行匹配，恰可对应奇经八脉之中的阴、阳跷脉。当然也不能说跷脉完全着眼于功能，不关注结构。《难经·二十九难》载："阴跷为病，阳缓而阴急；阳跷为病，阴缓而阳急。"由此可知，阴、阳跷脉的功能基本可以与人体运动系统中的主动肌群和拮抗肌群初步对应，其缓急则对应肌肉之舒缩乃至无力、痉挛。主动肌群与拮抗肌群在人体结构、部位上是有对应的，因此跷脉也不能完全跳出结构去论。同时人体的躯干部并非绝对静止，也具备发挥运动作用的主动肌群和拮抗肌群，这与跷脉循行也是相一致的，故阴、阳跷脉也不能完全脱离躯干部论。

　　此外，阴、阳跷脉还有一个作用。《灵枢·大惑论》载："阳气满则阳跷盛……故目不瞑矣；阴气盛则阴跷满……故目闭也。"这说明阴、阳跷脉还司目之开合，可引申至影响睡眠，乃至与神志相联系。这把人体的头面部也统一进了奇经八脉系统，在限定头面部方面跷脉是与任督二脉杂合的。

　　至于阴、阳维脉，其联络维系作用是针灸学界之共识。此外，维脉应该尚有补充作用。《难经·二十八难》载："阳维、阴维者，维络于身，溢蓄不能环流灌溉诸经者也。"从空间结构角度而言，维脉对于人体的分割与限定方式应能将上述六脉所分定的上下、前后、左右联络并统一起来，这个维度就是内外，也可以说是表里。《难经·二十九难》载："阳维维于阳，阴维维于阴，阴阳不能自相维，则怅然失志，溶溶不能自收持。阳维为病苦寒热,阴维为病苦心痛。"难经从阴、阳维脉的功能、病理角度阐述了两个层次。第一个层次是阴维脉、阳维脉二者整体上不能阴阳交通相维，阳不入阴，则内无生气，则内心怅然无志；阴不敛阳，则外体溶溶，溶之本义是水盛大貌，不能敛所以外缓大而难自收持；第二个层次是阴维不能维阴，则里病心痛；阳维不能维阳，则表病寒热。从以上两个层次可以说维脉乃古人从内外维度阐述人体结构、功能的有力佐证。

至此，我们不必拘泥于有些学者正探寻的奇经八脉实存性的生理结构，其或是古人分析人体结构时所建立的不同维度与视角，也可能是古人对于人体生理、病理规律具有哲思性的系统总结。我们将结构与功能统一起来，进一步将具备三维立体性的奇经八脉系统总结如下（表8-2）。

中医探索不应仅着眼于学习古人的一招一式、满足于对着古人的医疗路数能"照猫画虎"的临摹下来，需要在抓住中医理论体系深植的传统文化土壤基础上，进一步追溯古人多样化的思维方式和生活习惯，推敲古人为何将规则及体系确立成现存的面貌，并找到其最深层次的内核及原理所在。

表 8-2　奇经八脉理论解构总表

维度分割	相关维面	相关经脉	经脉特性
左右	矢状面	任、督	主循行于人体躯干前后，统腹背阴阳，病症多发于前后部
前后	冠状面	冲	主循行于人体躯干冠状位，极具立体性，统手足上下，上灌三阳，下渗三阴。失常多发吐泻类等上下维度病症
上下	水平面	带	主沿躯干周行。从横向上约束诸经，病症多位于腰腹一周
内外	立体曲面	阴维、阳维	阴维、阳维之循行重在分深浅，阴维行里，阳维行表，是对正经系统表里观的综合，将六对表里关系统一为一对表里关系。病多发于内外交通失常和表里之证
偏于功能	偏于四肢补充	阴跷、阳跷	跷脉以周身运动等功能为先导，统御肢体阴阳，乃至头面。病症多发运动相关的肢体拘急、弛缓以及目之开阖失常

　　以上仅是我们在奇正对立统一的思想下参对正经系统对奇经八脉理论进行的略具整体性的考察。回归传统文化母基，十二正经理论体系的创立应参考了十二地支系统，与河洛术数系统紧密相连，而奇经八脉理论体系的设计则参考了八卦系统，二者可统一于以广义易学为主体的传统哲学体系下。这需要我们进一步挖掘材料，继续探索。

第9章　围绕颈腰区的督脉症拆解与方法问对

一、督脉相关症分解——以颈腰区为例

（一）颈椎病之拆解

在当今社会，无论是上了年纪的老年人，每日对着电脑工作的中年一族，还是天天低头读书的年轻学生，越来越多的人受到了颈椎病的困扰。参合任督研究，既可以试着探知、分析颈椎病。

颈椎开始折磨你，其到底有何"能耐"？这就需要先分析说一说颈椎有何作用。**颈椎的作用**基本有两个：一个是**支撑头部重量、运动头部**，另一个是**联系、沟通头部和躯干**。

支撑头部重量主要由三部分完成，一部分是**颈椎骨**，另外两部分就是**双侧的颈项肌肉**。当人们长期处于不良的姿势，如低头，就使得双侧肌肉非常疲劳，产生不同程度的损伤，又叫**劳损**。打个比方，像我们日常使用的小拖车上捆绑行李的皮筋一样，开始是柔软的，弹性很好，用久了就会老化变硬，失去弹性，是一个道理。颈部双侧的肌肉不行了，在发挥支撑、运动头部功能时就打折扣，原本

支撑和运动头部由颈椎骨和双侧颈肌共同完成，现在颈肌偷懒了，多余的任务和负担就会压到颈椎骨上，久而久之，颈椎骨便也出现损伤了。

颈椎骨常见的损伤方式有两种：一种是长期的受力，出现**骨质增生**，类似于干体力活手上会磨出茧子的现象。骨质增生再逐渐加重，就是骨刺。另一种损伤方式就是颈椎骨受力大、负担重，导致**椎间盘膨出和突出**，大家都知道两节椎骨之间的椎间盘是个相对较软的组织，被压的过度了就容易变形，像"摊饼"一样从两个椎骨体之间溢出来，即所谓的椎间盘膨出和突出（图 9-1）。

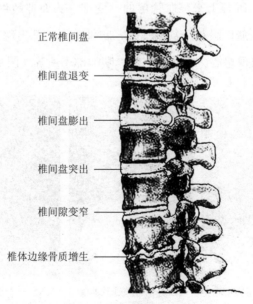

正常椎间盘

椎间盘退变

椎间盘膨出

椎间盘突出

椎间隙变窄

椎体边缘骨质增生

图 9-1　颈椎退变的过程示意

突出的椎间盘压到其周围的神经根后，手就麻了。椎骨之间的椎间盘软垫变形损伤后，七节颈椎骨的支撑结构整体上也不稳定了，出现"东倒西歪"的现象，就是颈椎生理曲度的问题，有变直、反张、侧弯、旋转等（图9-2）。

颈项的七节椎体开始失去稳定，其失稳后，出现"东倒西歪"的现象，整个颈项部的平衡被打破，协调性也不好，支撑和运动头部的功能就受到影响。其第二个功能联系、沟通头部和躯干的功能也会出问题。

试想一下，颈椎不在其正常位置了，行于其周围的血管也可能随之弯曲，而头脑、眼睛所需要的血液正是通过这些血管由心脏打上来，血管弯曲、变细，**头面部的供血不足**，头晕、头痛、眼花，甚至耳鸣、脑供血不足都出现了，严重者甚至出现恶心、呕吐、胸闷、咽喉部不适等（图9-3）。

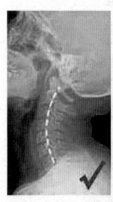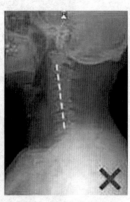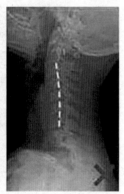

前弧——正常生理曲度　　变直——病变生理曲度　　反张——严重病变曲度

图9-2　颈椎曲度变化

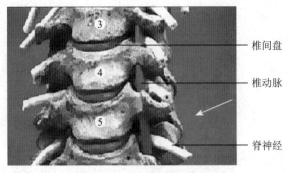

椭间盘

椎动脉

脊神经

图 9-3　颈椎解剖示意

细说起来，颈椎病还有一类，伴随着"脚步发飘"的症状，即所说的脊髓型颈椎病，属比较严重的一类，很多需要手术，在此不多赘述。平日要注意在颈椎出现一般问题时就积极解决，不要拖到脊髓型这么严重的程度。

在治疗方面，则围绕督脉，通过**针灸调和阴阳，将颈椎的平衡恢复**，让其不再"东倒西歪"。平衡恢复了，一定程度上，变窄的椎骨间隙就能打开，促进椎间盘回纳，原来压迫神经根的椎间盘组织回去一点，解除压迫，手麻消失。周围的血管变直，不再被卡压，头痛头晕也好了。疏通经络，改善血液循环，血供充足，肌肉的营养改善，慢慢肌肉也会恢复强壮。颈椎骨和两侧的颈肌又"齐心协力"，也就达到了临床治愈。

平时利用导引自我调整一定程度也能达到上述效果，有轻度颈椎问题的，利用**导引练习**可以保健、预防加重。导引可选择易筋经的打躬势、九鬼拔马刀势（图 9-4）。

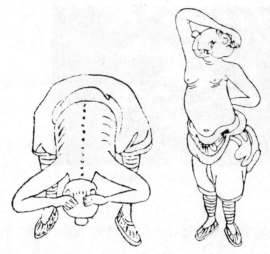

图9-4　打躬势（左）、九鬼拔马刀势（右）

（二）腰椎常见病症简析

临床逢腰痛必"腰椎间盘突出"，已经成了常论。但是有的腰痛经过推拿、针灸、贴膏药、吃中药、吃西药，十八般武艺都用上了，还是不好，或者一时好了，很快又复发，反反复复，这是什么原因呢？实际上，真正的腰痛没有那么简单，不单是腰椎间盘的问题，引起腰痛的"元凶"很多，揪出真正的"元凶"，才能取得长期的效果，免除腰痛复发之忧。下面来简要数数引起腰痛的各个"元凶"。

腰椎间盘突出：① 腰痛，靠下腰部多见；② 大部分伴有窜到小腿或脚的麻、痛、凉等；③ 当双腿伸直平躺在床上，把一条腿抬到离床一定高度，腿的疼麻加重，有时咳嗽或排便也使腰腿不舒服。

腰肌劳损：① 腰痛，以酸痛居多；② 有时伴有腰部无力；③ 劳累加重，休息减轻。

腰椎管狭窄：① 腰痛，以腰部感沉重和下坠为主；② 走不远，越走腿部越沉，不得不蹲下歇一会，缓解后再起来继续走（图9-5）。

臀上皮神经炎：① 腰痛连臀部，可以窜痛到大腿上，但是向下一般不超过膝盖；② 有的站着或坐着都不痛，仅从坐椅子上到站起来过程之中疼痛。

梨状肌综合征：① 与有些类型的腰椎间盘突出特别像，也会窜到小腿和脚上；② 但有时可见一侧臀部压痛和紧绷；③ 咳嗽或排便时一般疼痛不加重（图9-6）。

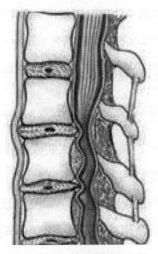

图9-5 腰椎管狭窄

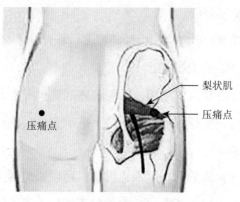

图9-6　梨状肌痛点示意

腹肌源性腰痛：① 腰痛，有时可到侧腰部；② 躺着翻身的时候疼痛加重。

其他情况：剧烈腰痛，痛得不敢动，甚至呼吸都痛，多见于上述情况急性加重、急性腰扭伤、滑膜嵌顿、间盘滑脱等。另有肾病、结石引起的腰痛尚需进一步内科检查。腰痛还有许多其他不常见的复杂情况，需要临床中具体鉴别。

（三）腰部"治未病"

现在流行的"小燕飞"腰肌锻炼动作（图9-7），适用于腰椎生理曲度变直或者反弓的患者练习，而对于腰椎曲度变大者，练习反而加重病情，生理曲度变大的患者需要练习的是臀大肌，也就是做站立后伸腿动作。对于不确定腰椎曲度情况者，可以找医生简单评估一下。

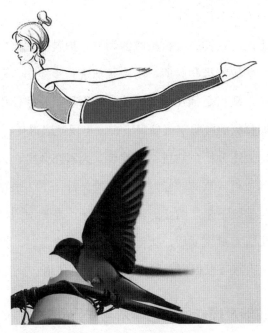

图9-7　"小燕飞"腰肌锻炼动作

治疗上，腰痛是针灸的优势病种，一般病情不是太严重的，要诊断精准，找准"元凶"，便可立竿见影，治上三五次就会临床痊愈。

围绕任督脉训练的腰部导引动作，可尝试易筋经三盘落地势、五禽戏熊晃式。

（四）关于护腰

很多长期腰椎不好的患者，都会使用护腰，就是宽大的支撑腰带，有的里边带钢板，有的不带钢板。很多患者的疑问在于一天带多长时间？

关于此，我们先分析护腰的利弊。护腰的优点是帮助支撑腰部，解放腰椎和腰肌，防治腰部进一步损伤，还有一定保暖作用。缺点是捆在腰上影响血液循环，长期使用，容易导致长期解放的腰肌一直偷懒下去，出现腰肌退化。

根据上述分析，则可得出建议。大家在久坐、久站、久行等腰部负担较重的时候，带上护腰夹持一下，平时较放松或休息时就取下来，防止影响血液循环。当腰部治疗、锻炼得法，腰肌力量恢复后，腰部支撑功能也恢复时，护腰就该退休啦。大家可以根据其利弊权衡，灵活使用。

二、涉及操作层面的学术与践行问对

（一）艾灸

你知道艾灸需要透热吗？你知道艾灸有哪些手法吗？艾灸后你必须做的又是哪件事？艾灸，现在已经成了一种"保健奢侈品"，下面我们就来全方位来探讨艾灸。

1.艾灸与针灸的区别

艾灸与针灸是什么关系呢？其实是包含关系，针灸包括针刺和艾灸。现在我们老说"扎针灸"，其实就是针刺，虽然严格来说有失准确，但也无伤大雅，大家都能明白，这也说明了以前艾灸不被重视。

2. 古代艾灸的地位

古人是非常重视艾灸的，有句话"保命之法，灼艾第一"，认为艾灸是保命养生最好的方法。讲个小故事，五千年来，最自负的医生莫过于宋代窦材，自负到什么程度呢？医史记载窦郎中疗效确实好，故其每逢人便称自己是"当世扁鹊"，还把这个称谓高调写进了自著的医书。他的著作叫《扁鹊心书》，流传至今，是针灸学的重要著作。这本书记载的治法，几乎通篇都是艾灸。一个如此自负又可爱的大夫，如此珍视艾灸，艾灸的重要性可见一斑。

3. 艾灸方法有多少

艾灸的方法有艾条灸（图 9-8）、艾炷灸（图 9-9）、天灸、太乙神针、雷火神针等。针灸是个细活，很耗精力，故笔者平日门诊针灸，为保持好的状态，给患者尽量扎的仔细，也会定期自己进行艾灸。综合考虑实用性和效果，强烈推荐艾条灸，尽量不用艾盒。自己拿着艾条随时调节远近，灸熟练了，其实不累，也不耽误用手机处理工作。

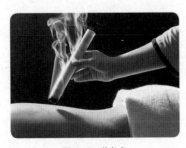 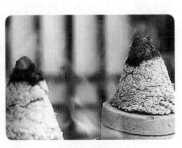

图9-8　艾条灸　　　　　　　　　图9-9　艾炷灸

4. 艾灸的时间、频率

艾灸的时间、频率需看体质和病情，平时保健，以**透热为度**。透热就是热顺着经络传导或者传到身体深部，这还是有难度的。一般越是经络通畅，透热越快。个人体会，几年前最开始艾灸时，透热不好，坚持了一段时间后，透热开始变得容易，现在基本上灸腹部关元穴五分钟，热即可透到腰上，有时还能略出一点细汗，非常舒服。

在无禁忌证的情况下，一般体寒的人可以三五天灸一次，一定要抓住三九天和三伏天进行重灸。平日保健，建议随着节气艾灸，交节气的当天就可以灸一灸，或者有时间可从节气的前一天开始，连灸三天。

5. 艾灸手法及其补泻

艾灸手法简单科普一下，有温和灸、雀啄灸、回旋灸等（图9-10）。江西陈日新主任还提出了热敏灸，一种靠综合手法引导激发透热感传的艾灸方法。

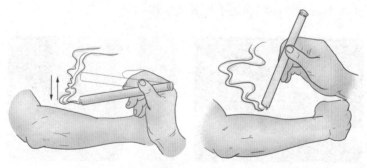

图9-10　艾灸手法

一般情况下，**火大时间短为泻，火小时间长为补**，其实类似于做菜，爆炒为泻，煲汤为补，所谓"**以艾补，勿吹火，令自灭；以艾泻，疾吹火，传其艾，令火灭**"。

6. 艾灸水疱的处理方法

古人也有瘢痕灸的方法，个人建议自灸时尽量避免出现水疱，主要是为了避免出现感染风险。如果不小心灸出水疱，也不用担心，让其自行吸收即可，吸收过程对身体是良性刺激。若是水疱破了，则要注意卫生消毒。古人有"若要安，三里常不干"之说，常艾灸足三里来治病养生，但古代多用瘢痕灸，现在多用温灸。

7. 艾灸的常用穴位

简要说，体力不好者，灸气海；脾胃不好的灸足三里；自觉肾虚，保健可灸关元（丹田）。个人预防感冒，我有个好办法，一般在快要感冒或自觉鼻子不舒服，流清鼻涕时，开始用大火灸双侧风池穴三分钟，然后睡一觉就好了。需要注意的是，一旦开始感冒，单用此法便不能缓解了（图 9-11）。

8. 艾灸后的调护

喝点温开水，很重要、很重要、很重要（三遍论）。注意灸处避风寒。艾条可用水浸灭，晒干下次继续用。

提醒一下，艾灸最好选用质量好一点的艾条。如何分别呢？不好的艾条，全是碎艾草叶；好的艾条，艾绒细软，金黄色，像弹出来的棉花。

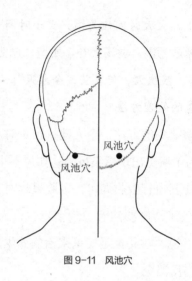

图 9-11　风池穴

（二）罐法

哪儿痛拔哪儿？拔罐如何补泻？专业的拔罐有什么讲究？或许拔罐没你想得那么简单！

关于拔罐，在黄帝内经时期叫"角法"，可能是在当时的生产力条件下，器具上主要用动物的角，故而称之。

现在正规医院所用的罐，主要是玻璃罐，将火棒放入罐中燃烧，形成负压，吸附在人体相应部位，称之为拔火罐。拔火罐主要的作用概括为**通经络、祛风寒**，现在大家都知道受寒就要拔火罐。

火罐作用的发挥，靠三个半要素：一是其**物理吸附力量**，二是火将罐加热后的**温热作用**，三是专业医生对于**穴位的选**

取，半个是**留罐时间**限制。概括一下就是四句话：拔在哪儿？拔多紧？拔时罐需要热到什么程度？留罐多久？下面我们分述之。

1. 拔罐位置

现在大众保健的拔罐趋势，逢拔罐必是将背上排满。其实不然，举个例子，大家说散弹打鸟和定点狙击哪个更有效？肯定是定点狙击。以肩痛为例，我们要做的，不是把肩背部排满，而是把肩中俞、膈关、肩贞、天宗这些重要的点拔住就好了。写到此处，记起我的硕士研究生导师汤立新主任治疗咳嗽拔罐的配穴也是极其精当，中府与背俞合而配之。

2. 拔罐力度

现在的主流趋势好像是越紧越好，认为拔得越紧，起罐后是越轻松的，更有甚者，以罐在背上大力地来回推拉，所谓走罐，以图加强刺激。其实对于体质虚弱者，这种情况不亚于饮鸩止渴。为什么呢？物理治疗方法总不离补泻，一般情况下，强刺激为泻，弱刺激为补。上述情况基本属于泻法，对于体虚或"外强中干"者来说，长期下来，弊大于利。因此，拔火罐时，建议找正规机构，综合舌脉等诊察，评价身体虚实后，拔罐或走罐时通过手法控制负压大小，该轻时轻，该重时重，轻重有度，才有益无害。

3. 留罐时间

现在留罐经常讲留足多长时间，其实留罐时间并不是固定的。综合患者**体质**、**病情**以确定，主要考虑两个方面：体质虚实，壮实者留罐时间可以适当长一点，虚弱者时间相对短一些；病情方面，观察罐下皮肤的颜色情况即可，基本上颜色紫黑就可以起罐，拔上当时颜色变紫明显的，甚至可以不留。若是颜色改变比较慢，留足六七分钟即可。有的患者对拔罐过敏，或者小儿拔罐等一些特殊情况需根据实际，灵活处理。

4. 拔罐时的温热度

除了真正有大实热的患者，在保证安全不烫到患者的前提下，尽量让罐热一些。这就看医生的闪罐功夫了。

5. 火罐与抽气罐的区别

很显然，二者的区别在于有火没火，火罐有火就会有温热作用。这也是火罐较之抽气罐的优势所在，也是主流医院仍保持火罐的重要原因（图9-12）。

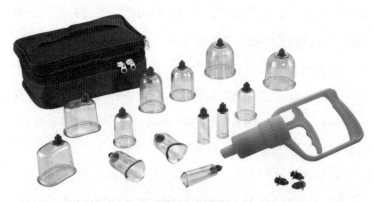

图9-12 抽气罐

6. 火罐与刮痧的异同

二者都可以出现痧点，各有千秋，火罐温热，刺激的是以点为中心的面，留罐有时间效应；刮痧（图 9-13）则可以成线状，顺着经络，刮本身就是一种刺激方式。当然，进行一次走罐，也可以把刮痧的一些特点综合进来。

7. 血罐的适应证

所谓血罐，专业术语称为刺络拔罐（图 9-14）。现在受到很多患者的盲目追捧。一是上面所述的刺激量大小需理性选择，若不是确实壮实、有大瘀大热者，需慎之；二是《伤

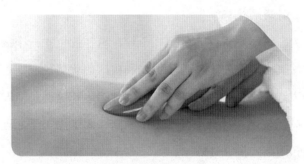

图 9-13　督脉区刮痧

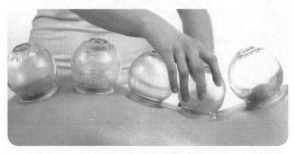

图 9-14　背部刺络拔罐

寒杂病论》的描述"夫尊荣人，骨弱肌肤盛，重因疲劳汗出，卧不时动摇，加被微风，遂得之。形如风状，但以脉自微涩，在寸口、关上小紧，宜针引阳气，令脉和紧去则愈。血痹，阴阳俱微，寸口、关上微，尺中小紧，外证身体不仁，如风状，黄桂五物汤主之。夫欲治病当先知其证何趣乃当攻之耳"。

现在生活在城市中，人们以脑力劳动为主，比起农耕劳作之人，可谓"骨弱肌肤盛"，善病血痹，也是皮肤、肌腠供血不足所造成的麻木之症，供血都不足，治疗时仍大量放血，合适与否，需要施术者判断。关于放血问题后面我们专门再谈。

8. 针罐的优势

大家可能见过在穴位上扎个针，再在针上扣一个罐，这种方法其实就是有机结合了针刺和拔罐的优势，一定程度上有加大通经络的作用。针补罐泻、针泻罐补这两种情况根据病情灵活使用，深合中医"阳中隐阴、阴中隐阳"之理，可以调和阴阳（图9-15）。

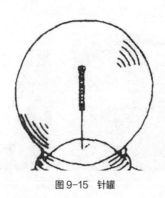

图9-15 针罐

9. 拔罐频率

根据患者体质、病情，灵活掌握，最好等旧罐印基本落尽，一般情况，每周一次即可。

10. 罐印、水疱的处理方法

很多中医界先贤、前辈已经把通过罐印判断患者的身体状况讲得很细，不再赘述，通过此判断病情主要还是看医生的功力。

出于安全考虑，我们要尽量避免出现水疱。若素体湿邪太盛者，无法避免出现水疱，也不需担心，做好消毒卫生即可，有时水疱也是良性排异与刺激。

11. 拔罐后的注意事项

第一，适当休息，很重要。第二，注意保暖，关于洗澡问题，当天尽量不要洗，同时一定要注意避风寒。第三，注意卫生，尤其夏天，尽力避免穿汗后湿衣。

综合来说，专业的拔罐需要医生根据患者具体情况，选择精当的穴点，恰当控制拔罐或走罐力度，灵活调控火罐温度，注意留罐时间。患者需要牢记拔罐后三注意，再结合督脉、阴阳离合等指导理论就会取得更好效果。

（三）刺血

放血，大家都不陌生，如果患者嗓子痛、眼结膜充血、鼻子干痛、口腔溃疡，凡认为是上火导致的，基本上放血后，会感觉舒服很多，甚至有反应好的，放一次血就解决问题。今天我们就来科普探讨一下关于放血的知识（图9-16）。

简单概括，临床常用的放血有几种形式：一种是刺在经络上，另一种是刺在血络上。**刺经络**，主要是选择相应的穴位进行点刺；**刺血络**，一般根据《黄帝内经》所论"在腧横居，视之独澄，切之独坚"（血脉横居在腧穴周围，看得清晰，摸起来坚实者）。还有一些其他形式，如**挑刺**，后面我们也简单介绍。

1. 点刺

最重要的是强调穴位选取的精准性。我给大家讲个故事，硕士在东直门医院针灸病房实习时，跟诊东直门医院针灸科王军老师。王老师现在是针灸科主任，是从骨子里热爱针灸

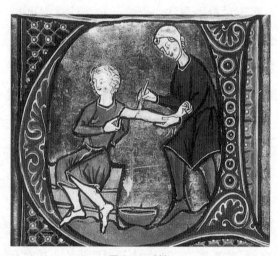

图9-16 刺血

的医者。有一天王老师患了嗓子痛，就叫我帮他扎一针，取的是临床通用的手太阴肺经少商穴，在手大拇指上。

当时毕竟是给老师针刺，还是有点紧张的，结果手有点抖就扎下去了，王老师感觉没有缓解。这时，他低头看了我扎的针，告诉我"你扎的大约偏了一个针尖的距离"。当时还有一群护士在边上起哄，因此我印象极其深刻。后来王老师持针在我扎的旁边（约一个针尖的距离）扎了一针，嗓子痛当即缓解。从此，我就明白了针刺"差之毫厘，失之千里"的道理，点刺放血选取穴位也更加认真严谨。

个人还有一点体会，如果穴位选得准，再加上手法轻巧，针刺进皮肤基本是不痛的，而且出血也比较流畅。如果做到这些，再加上准确的病情判断，放血对症，大部分病证都是可以取效的。

关于点刺，还有一种操作方法是选取相应穴位点刺几针后再拔罐，即刺络拔罐。前面已经讲了，除非形体壮实、大热大瘀者，当慎用之。可能有的人听过蒙医有一种大量放血的疗法对很多病有效，那是因为蒙古族同胞多以牛羊肉为食物，形体壮实，应用时要考虑个体差异。

刺血络，不同部位各有其效果。例如，腘窝委中穴附近的血络，可以刺之治疗急性腰扭伤，刺时患者多取站立位。记得我之前在按摩医院出诊，一位五十岁左右的大姐扭了腰，痛得几乎走不了路，我遍用缪刺、输穴、腰痛点、平衡针等

多重办法未取效，最后用此办法一次解决。刺络治腰痛本是
山东高树中教授常用之法。

2. 挑刺

挑刺是指用三棱针挑断某些皮下纤维以治疗疾病，这一
方法临床应用时比较疼痛，故现在已经不多见。此法与针刺、
针刀都有相通的地方（图9-17）。

个人观点及经验，经过改良后，其大部分作用可以通过
一般针刺发挥出来，主要用于肌肉筋膜松解和调节人体生物
力学失衡。

3. 出血量

出血量多不好，少也不好，多了伤气血，少了治疗效果
打折扣。《黄帝内经》中有度为"血变而止"，就是说血液由
深紫、深黑转变成淡红时就不再往外放了。想想道理很简单，

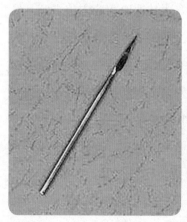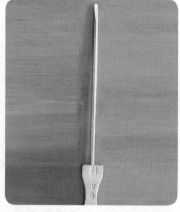

图9-17　三棱针（左）和针刀（右）

黑紫的血出尽了，也就说明局部的瘀血和邪热祛净了，淡红的血就不用再放出了。

4. 静脉曲张的治疗

静脉曲张，西医学认为是静脉瓣功能丧失所致。功能低下属于中医学虚证范畴，也就是气虚导致的血瘀，故其放血要严格把握度，将其瘀血放出一部分即止，不需要放太多，否则会进一步伤气血。再加上一针补气的，才能较好的取效，一定程度上延缓病情。

第10章 外拓审视取穴与针灸手法的底层逻辑

一、腧穴取穴法的层次与实践

在针灸学科理论学习及临床实践之中，对于腧穴的掌握很关键，其中重要的一环是能够精准地定位、取穴。然而现存针灸文献中，对于腧穴取穴的论述大部分为方法的机械罗列，对各种取穴方法的源头及各方法之间的内在逻辑联系均未作详尽探讨。本文立足于抽取、总结历代针灸文献中有关腧穴取穴法的论述内容，对古今医籍之中的取穴理论进行梳理，拟追溯现代临床及教学实践之中常用的取穴方法之源头，同时探讨各种取穴方法之间的内在联系及其可能存在的体系性。在此基础上，进一步结合针灸临床及教学实践，初步尝试拟出针灸临床取穴的流程及模式，以期对针灸临床及教学有所助益。

在针灸临床过程中，腧穴是医疗活动的着力点和医疗效果的基石，故而在针灸学科的学习上，对于腧穴的掌握便是打基础的关键一环，相应在针灸临床及教学之中，有一点至关重要，那就是能够精准地定位、取穴。然而我们阅读腧穴取穴相关的文献，发现对于腧穴取穴的论述大部为方法的罗列，对各种取穴方法的源头未作追溯，对方法之间的内在联系及其可能存在的体系性也未作详尽探讨；临床实践中，腧穴取穴也并未形成明确的流程及模式。下面笔者拟以文献为先导，结合具体临床及教学实践，试探讨、解决上述问题。

（一）腧穴取穴法理论体系层次划分及其考证

传统临床教学中常见的取穴方法教材之中总结后，主要划分三个种类：体表标志法、骨度分寸法、手指比量法。此外，临床上还有些许称作"简便取穴"的方法，实际是"体表标志"或"手指比量"范围的扩展，一种体位姿势和动作的配合，在此不再单列。下面我们将上述三类方法进行一个简单的理论溯源和层次划分。

1. 体表标志法

体表标志法，放在最前面，是因为这个方法较为直观，也最为基础。例如，鼻尖取素髎、腓骨小头前下缘取阳陵泉、两眉中间取印堂等，一目了然，非常简洁。从时间角度看，体表标志法的应用历史有文献记载的可以追溯到《黄帝内经》年代，如《灵枢·本输》记载："经渠，寸口中也……大敦者，足大指之端及三毛之中也……阳辅，外踝之上，辅骨之前，及绝骨之端也"。以上腧穴皆是以体表标志作为定位、取穴的圭臬。笔者粗略统计，《灵枢·本输》一篇所载五脏六腑共计 61 输，三分之二以上都是用体表标志法取穴。随着针灸学科的传承与发展，此法一直作为重要的取穴方法为历代沿用。然而随着针灸学的发展，在现代针灸学科中体表标志法的应用范围一定程度上较古代有所缩小，如上文的阳辅穴，其现代定位描述是当外踝尖上四寸，腓骨前缘稍前方。这便不是纯粹的体表标志法了，在向骨度分寸法靠拢，经渠等一定数量的腧穴亦然，在此不再赘述。

2. 骨度分寸法

结合文献考证及初步的逻辑推测，骨度分寸法与体表标志法或是孪生子。根据我们的日常思维及生活习惯，确定一个点，最简单、直观就是作一个印记、标志，这可能是体表标志法的源头；也可能是相对朴素的体表标志法在古代应用较为广泛原因。然而在确定穴位时，总有一些穴位周围没有明显的体表标志，这些穴位离体表标志都有一定距离。这时，确定穴位就需要解决这一距离问题，距离需要比量，故衍生出相应的计量单位或者是借用已经存在的人体度量单位。虽然《黄帝内经》没有明确记载，也未见其他相关文献，但是此处存在一个符合生活实际的逻辑，实践需求是新事物产生的主要动因，上述这一需要可能催化了"骨度"的产生。

在文献沿革上，"骨度"到现代又称"骨度分寸"。在现有的文献中，骨度首见于《灵枢·骨度》，此篇详细记载了人体上下骨之度量，并指明了骨度的确立对于脉度的意义。

"骨度"一词作何解呢？显然此为"度"的一种，《说文解字·卷三》对"度"的释义：法制也。从又，庶省声。徒故切文二十八，重十六。并注释：法制也，《论语》曰：谨权量，审法度。《中庸》曰：非天子不制度。今天下车同轨。古者五度，分寸尺丈引谓之制。从又，周制，寸尺咫寻常仞皆以人之体为法。寸法人手之寸口，咫法中妇人手长八寸，仞法伸臂一寻，皆於手取法，故从又。省声，徒故切，五部。由此可见，其本意就是一种法制、衡量。那为什么是"骨度"，骨之衡量吗？医学实践中古人将整个人体结构划分为皮、肉、脉、筋、骨五个层次。除了骨，其余四者均属于软组织范畴，具有一定的伸缩性，会时常变动，不具有制作为度量的基本性质与优势。相对而言，骨之长短在制作为度量、参考所需要的稳定性方面最好，古人或依此选取、制定了骨度。确立了法度之后，要度量定点还需要一个要素，即起始度量点，也就是参照物。这时，古人最直接的做法或是顺势应时地将骨度与体表标志或已经明确定位的腧穴结合起来，便形成了另一套针对远离体表标志之腧穴的定位、取穴方法，即"骨度法"，又称"骨度分寸法"。这也简要阐明了"骨度"与"骨度分寸"及"骨度法"与"骨度分寸法"的区别。

　　骨度及骨度法之本义根据中华传统文化及古人思维逻辑结合现存文献试做推测，期望将来考古水平提高，能发掘出相关的记载文献。后来为何"骨度"后面又加了"分寸"二字呢？《灵枢·骨度》一篇仅描述了相对宏观的骨之度量，虽然在实际应用之中依此进行临床取穴，并传至后世，《针灸甲乙经》《千金方》《针经指南》等文献皆沿用《内经》此法，然这些文献并未描述明确的"折分"概念。直至明代张景岳《类经图翼》，始见"折"字，此书《经络》篇载"从前发际至后发际折为一尺二寸……两乳相去折作八寸……脐心至毛际曲骨穴，折作五寸……"同时代的《针灸大成》及《针灸聚英》则未见相关"拆分"概念，《针灸聚英》一书却贡献了详细的骨度分寸图，分为仰人尺寸、伏人尺寸两幅。至清代，李学川所著《针灸逢源》一书中载有十四经穴分寸歌，始见"分寸"之说，然其仅为歌诀之冠名，并未见相关深入述说。

新中国成立以后，1955 年现代针灸学科奠基人承淡安先生编撰《中国针灸学》，仍称"骨度法"，且将其定义为针灸家以之测量人身长短而定穴位之法。1964 年南京中医学院编撰的中医学院试用教材重订本《针灸学讲义》中可以见到"骨度分寸"一词，然其并未称之为法，其法称为"指测等分取穴法"。此后，随着现代针灸学科及其教育的发展，针灸界逐渐接受"骨度分寸""骨度分寸法"这一通俗易懂的现代称法，并于教材体系中广泛使用，现在的官方教材亦多沿用此称。如今随着对量取穴位准确性要求的提高，此法应用广泛，并在某些穴位的定位、量取上逐渐代替体表标志法，初步成为取穴方法中的代表性角色。

此法与体表标志法相辅相成，不可分割，在现代临床取穴中往往结合运用，如北京中医药大学针灸教研组编撰《杨甲三取穴经验》一书。杨甲三教授的取穴方法特点之一就是经过骨度分寸量取腧穴以后，再结合、回参就近的体表标志，腧穴多取在骨边、筋边、筋间、肌中等，此取穴法在北京中医药大学教学中有深远影响。总而言之，以上二法以体表标志为参照基础，结合灵活、按照比例地客观、准确分寸度量，基本涵盖了人体所有腧穴的取定，也是最新国家标准《经穴名称与定位》（GB/T 12346-2021）中沿用的主流定位、取穴方法。

3. 手指比量法

手指比量法，是一类统称的方法，其中的代表有"一夫法""中指同身寸法""拇指同身寸法"等。此类方法出现相对较晚，最早记载于《肘后备急方》《备急千金要方》等书。其应用范围相对于前述二法较狭窄，而且古人也发现了此类方法在取穴的客观准确性上的缺点，如《扁鹊明堂》载"取男左女右手中指第一节为一寸。为缘人有身长手短，有身短手长，取穴不准"。但是此法并非一无是处，《类经图翼·同身寸说》便云"……所谓中指同身寸法者……而亦有当用之处，并列于后"。梳理相关文献，笔者发现此法或为体表标志法和骨度分寸法的补充，可用于身体某些难于度量的边角腧穴及古人记载的相应少许特定腧穴的取定，这样符合中华文化的包容性特点，整个取穴体系也便圆融了。

以上便是现代针灸学科之中，以教材为蓝本的整个取穴方法体系。此体系之中，体表标志法、骨度分寸法为主体，其中体表标志为参照基础，骨度分寸为度量，手指比量法为补充。此体系以其完善的覆盖面和相对客观的准确性对临床取穴教学具有至关重要的基础性意义，也是广大学子针灸取穴理论学习的基石和走向临床的必经之路，是临床取教学之中不可缺少的关键一环。这个方法体系更多为我们提供了腧穴在取穴客体（受术者）上的客观定位，然而在取穴过程中，取穴主体（施术者）具有主观能动性，此体系缺少对于取穴主体在主观能动性方面的指导，下面我们来解决这一问题。

（二）取穴方法体系应用性修正及初步形成模式

众所周知，医疗活动是一个医患互动的过程，即医疗活动主体和客体互动的过程。教科书上的取穴方法体系偏重于准确描述穴位在医疗客体（患者）身体上的定位与分布，可以帮助医学生构建相应的取穴理论体系，然而医学教育成果最终都需要经过临床这块试金石的检验，要求具备高度的临床实用性。这就需要结合医疗活动主客互动的特点进行思考和完善。对策之一便是在取穴的临床教学中，不仅要求学生（医疗主体）掌握腧穴的客观定位与分布，也应该引导其在取穴的过程中充分发挥自身的主观能动性。在此过程中有一个需要掌握的关键点，根据具体情况灵活地循摸、揣穴。如此才能整体形成完善的主客互动、医患互动的临床进程，并为进一步的针刺、艾灸施术打下良好的基础。

笔者查阅古今文献，主要参考《灵枢》《素问》《针灸甲乙经》《千金要方》《针经指南》《针灸大成》《针灸聚英》《针灸逢源》《承淡安中国针灸学》《陆瘦燕朱汝功论腧穴》《杨甲三取穴经验》等古今医籍，结合笔者自我思考，将针灸临床取穴过程分步骤、按流程试总结如下。

第一步：将取穴，先治神（准备）

此即要求在临床取穴过程之中，医者与患者均要保持精神集中，以便相互配合进行定位、揣穴。在针灸古籍之中对此多有要求与记载，如《素问·宝命全形论》云"凡刺之真，必先治神"，要求取穴、针刺之前，首先要治神。《灵枢·九针十二原》云："方刺之时，必在悬阳，及与两衡，神属勿去，知病存亡。"方刺，也就是将要取穴、针刺之时，要求医者聚精会神。《灵枢·终始》云："必一其神，令志在针。"要求取穴、针刺过程之中患者也集中精力，完成与医者的互动过程，此过程需要医者的引导。同时患者的配合和互动，对于后面医者的揣穴也具备积极意义。

第二步：分部位，摆体位（定面）

此即要求医者先分清将取腧穴所在的部位，以便引导患者保持便利于取穴的体位；对于古人有所讲究的取穴体位，更需重视。古人对于取穴的恰当体位要求多有记载，如

《灵枢·本输》记载"曲泽……屈而得之……委中……委而取之……天井……屈肘乃得之……"《针灸大成·取膏肓穴法》载："取穴须令患人就床平坐，曲膝当胸，以两手围其足膝……"针灸学在发展，腧穴的定位选取也在变动和完善，在《经络腧穴学》及《腧穴名称与定位》国家标准教科书中，对于腧穴的描述，其首要的定位因素就是部位，如"地仓，在面部，口角外侧，上直瞳孔；心俞，在背部，第五胸椎棘突下，旁开 1.5 寸；承满，在上腹部，脐中上 5 寸，前正中线旁开 2 寸……"这恰恰说明了现代针灸学家取穴时对于部位的重视。部位是取穴体位选择的主要依据，如取背部穴位需俯卧位、取胁肋部腧穴需要侧卧位等。

第三步：定经络，勿失穴（定线）

此是要求根据穴位的归经，先确定穴位所在的经络循行线，使下一步的参照体表标志、度量分寸有的放矢。《针灸大成·卷二》载："宁失其穴，勿失其经。"此是针灸界广泛认同的名言。同样针灸临床上有一项主要的辨证方法——经络辨证，其收效需要定准经络后取穴。

第四步：参体标，量骨度（定点）

这一步要求在以上定好的经络线上使用体表标志法及骨度分寸法，必要时结合手指比量法进行相对精准的度量、定位、取穴，使取穴达到理论精准化，度量后亦可结合杨甲三教授经验方法回参、校正。上文已详述，在此不再展开。

第五步：据实情，细揣摩（校准）

最后一步是要求在比量取得所需腧穴后，因人、因病治宜，充分发挥医者自身的主观能动性，在腧穴局部进行观察、揣摸、循按，并与患者互动交流，体察局部的特异，进行灵活、精细的校正，以使所取腧穴更贴近临床应用，使取穴达到临床应用精准化，在取穴与下一步的针灸施术之间架起接力的桥梁，为施术打下基础。《灵枢·经脉》曰："凡此十五络者，实则必见，虚则必下，视之不见，求之上下。"此言经络的虚实的变化表现，穴位离不开经络，故对于不同的患者、不同的疾病当也可见相关穴位局部的虚实变化表现。有鉴于此，古人亦重视对经络、穴位的体察、揣摸。《灵枢·刺节真邪论》云："用针者，必先察其经络之虚实，切而循之，按而弹之，视其应动者，乃后取而下之。"《灵枢·经水》云："审、切、循、扪、按，视其寒温盛衰而调之，是谓因适而为之真也。"同时在取穴过程中与患者的互动交流也至关重要，"阿是穴"就是一个非常好的例证，《灵枢·背腧》云："胸中大腧在杼骨之端……则欲得而验之，按其处，应在中而痛解，乃其腧也。"《备急千金要方》云："……又以肌肉纹理节解缝会宛宛之中，乃以手按之，病者快然。如此仔细安详用心者，乃能得之耳。"此不但强调了互动，还顺带指出了结合治神的重要性。《难经·七十八难》强调了揣穴中押手的重要性，间接而有力地佐证了临床取穴揣穴的重要性，并将押手临床取穴顺势引向双手临床施术。原文曰："知为针者信其左，不知为针者信其右，当刺之时，必先以左手压按所针荥俞之处，弹而努之，爪而下之……"《针灸聚英·下针法》也有类似记载："按揉令气散，掐穴放教深，持针按穴上，令他嗽一声，随嗽归天部……"在现代的《刺法灸法学》中，同样高度强调押手的重要性，也从侧面佐证了揣穴的重要。

综上所述，古今医籍为我们提供了完善的取穴理论体系，并沿用至现代最新的经穴国家标准之中，此体系包含的三类基本方法应用时需相互结合，应用此体系取穴基本可以达到取穴理论的精准化。然而针对临床实际，需要达到取穴的临床应用精准化，结合临床医疗活动主客互动、医患互动的特点，要需发挥医者的主观能动性，故在临床取穴教学中，对于揣穴的训练也便成了极其关键的一环。同时整个临床取穴活动，治神需要贯穿全程。再者，设计一套简要的步骤以便进行有序的取穴模式训练对于临床教学或有积极意义。

二、经天纬地之下的针灸手法逻辑

先秦时期以《鬼谷子》为代表的数家诸子之作记载了丰富的纵横捭阖思想，该思想盛行于春秋战国至秦汉时期，笔者通过共时及历时相关理论考证及对比发现，《内经》乃至后世医著所载部分针灸理论也带有较明显的纵横色彩。本文首先对纵横思想进行了旁通外拓式探索，再将其引入针灸理论解构之中，发现经络理论体系的构建、"提插"与"捻转"针刺基本手法乃至艾条灸的基本手法或均对纵横捭阖思想进行了不同程度的借鉴。

（一）纵横经纬贯通考

纵横是首见于先秦文献的一种合于阴阳辨证范畴的战略思想。《鬼谷子·捭阖》载："捭阖者，天地之道；捭阖者，以变动阴阳，四时开闭，以化万物，纵横反出，反覆反忤，必由此矣。"言明纵横出于天地捭阖、阴阳开闭之道。《鬼谷子·忤合》再提及纵横："忤合之道，己必自度材能知睿，量长短远近孰不如，乃可以进，乃可以退，乃可以纵，乃可以横。"上论纵横与进退比类一道，言明二者之间的对立统一关系。这种思想在战国的时局下具体落实在当时诸国之间的军事、政治对抗战略上。《韩非子·五蠹》揭示了战国时局下"纵横"的本质："纵者，合众弱攻一强也；而横者，事一强以攻众弱也。"具体来说，在战国七雄地缘关系基础上，从北向南，燕、赵、魏、韩、楚形成南北合纵，以阻止强秦国东进，时而也针对东方齐国。作为东西两大强国，齐、秦国也要冲破这种封锁围堵，利用合纵国之间的矛盾，或威逼，或利诱，挑拨合纵国之间的关系，实现联合其中某个或某几个国家，对某一个合纵国发动进攻，获取利益，这种东西走向的战略联合就是连横。合纵、连横的南北、东西走向，与我们现代地理学理论中地球的经线、纬线走向是相合的。

上由纵横旁通至经纬，进一步考察"经""纬"本义，《说文解字注》记载："经，织纵丝也，从系巠声……纬，织横丝也，从系韦声。"也就是说经为织布时用梭穿织的纵纱，编织物的纵线；纬为织布时用梭穿织的横纱，编织物的横线。在此经纬相对，纵横相系，纵横、经纬本义贯通。进而挖掘经纬之论，我们可以发现先秦时期多将之合于天地之道以论，如《国语·周语下》所载"经之以天，纬之以地，经纬不爽，文之象也。"再如《荀子·解蔽》载："经纬天地而材官万物，制割大理，而宇宙理矣。"流传至今，即我们常言的"经天纬地"。

在纵横、经纬的贯通性考察过程中，由人文领域的纵横战略，借地理学中经纬线划分之启示，从本义上打通纵横与经纬，再引申至宇宙自然领域的"经天纬地"，将天地、纵横、经纬的三者统一了起来。再依《素问·阴阳应象大论》所言"积阳为天，积阴为地"，我们可将阴阳也纳入此思想方阵，进行一个简单的划分，即天、阳、纵、经为一组；地、阴、横、纬是一组。此思想方阵可作为部分针灸理论考探之工具。

（二）纵横理论与经络气血析

《黄帝内经》的经络学说主体记载于《灵枢·经脉》。现代针灸学者依其论述进行了概括，认为经络是运行气血、联络脏腑和体表及全身各部的通道。所谓"经"有"纵丝"之意，也有路径的意思，简单说就是经络系统中纵行的主要路径；"络"有"网络"之意，简单说就是主路分出的辅路，所谓支而旁者为络，类似于树木的枝叶。众所周知，自然界中树木的树干普遍是呈上下纵向的，树枝是从树干以横向大势向外延展，并在这种横向大势的基础上形成错综交织的网络状格局。不妨结合自然界树木进一步比类思考，经络没有直接叫经纬，或是因为人体络脉系统的多层次性，大络之外，又有浮络、孙络，繁芜交织，形成人体络脉体系的三维立体网，其在横向规律基础上的立体网络性更为凸显，故以直描其网络特点的"络"取代了"纬"，但是从"天人合一"角度，络系统应隐含着横向大势。由此可见，经络系统具备整体纵横特点，进一步可借此点为桥将之与天地阴阳相对应，经合于天、阳，络合于地、阴，这对于分析经络气血情况有进一步启示。

1. 经络之气血侧重考议

《灵枢·经脉》载："经脉者常不可见也，其虚实皆以气口知之，脉之见者皆络脉也。"初言经脉、络脉的有形、无形之异，并提出测经需以气口。《灵枢·经脉》论述十二经脉之败时，亦均着眼于一个"气"字，如"手太阴气绝，则皮毛焦……手少阴气绝，则脉不通……足太阴气绝者，则脉不荣肌肉……足少阴气绝，则骨枯……足厥阴气绝，则筋绝……五阴气俱绝，则目系转，转则目运……"《灵枢·终始》篇论述了候脉气盛衰以确定病在何经脉，并在辨经脉基础上提出"凡刺之道，气调而止"，这也是对经与气密切关系的侧面强调。若将无形经气放入我们上述的"天、经、纵、阳"大类也是毫不违和。由以上诸种论述可推知古人对于十二经脉应首重无形经气。至于络脉，《灵枢·经脉》言络脉之刺法："故诸刺络脉者，必刺其结上，甚血者虽无结，急取之以泻其邪而出其血。"现代学者研究认为刺结即刺血，解结即刺络放血。现代针灸临床实践上，对于络脉而言，最常见者也是"刺络放血"之用。这些均凸显了络脉与血的紧密联系。《灵枢·九针十二原》所载"血脉者，在腧横居"，直接启示了有形之血与"地、纬、横、阴"大类是相合的。综上可见，古代医家在经络主气血上各有侧重，经络气血可合于天地纵横。

2. 肺心双泵与气血双循环假说

经络气血可合于天地纵横，回到"天人合一"角度，初步可推出古人的一种理论视角：人体经气循环取象于纵向的天地之间无形大气循环，相对而言血脉系统取象比类于大地横铺面上的河流溪涧等有形水循环系统。依此可知古代医者建立了较西方医学更为广阔的循环系统。一个是以肺为中心的气循环系统，合于《素问·经脉别论》所谓"肺朝百脉"，从这个角度而言此处之百脉应是经脉，即经络体系之中的气循环层次。也就是说古人以肺为气泵，以经络中的主气的层次为道路，构拟了人体气循环系统，象于天，与《素问·阴阳应象大论》提出的"天气通于肺"和《灵枢·九针论》提出的肺为华盖之论一致。众所周知，中医学的肺是在肺脏实体基础上进行了思想加工的，不完全等同于现代解剖学的肺脏。另一个是中医基础理论中的"心主血脉"，便指向了以心为中心的血循环系统。这个系统是有形可见的，虽说在传统思想下解剖学式微，然而我们现在仍可于《汉书》中见到在新莽时期将犯人解剖而视之的记载"翟义党王孙庆捕得，莽使太医、尚方与巧屠共刳剥之，量度五脏，以竹筵导其脉，知所终始，云可以治病"。据此可知，古人是观察到了以心脏为中心的血脉系统的。同样，古代医者也在实体观察基础上进行取象比类思想加工和模型构拟，构建了中医学理论中的心系，并以心为血泵，以经络体系中主血的层次为道路，诊治应用以横向维度的络为主，象于地，构建了人体的血循环系统。现代临床应用上吴以岭提出的络病学即这一理论的实证，吴氏在络病理论基础上研发出了针对心系类病的中成药通心络胶囊，取得了良好的临床效果。

（三）纵横学说与针灸基本手法逻辑系统性重构

1.参考纵横理论毫针基本手法的逻辑统一

刺法在古有九针刺法，其现代临床应用上则以毫针刺法为主体。毫针刺法之中有两式基本的运针手法，同时也是两式最基本的补泻手法，即提插法与捻转法。黄龙祥等基于现存文献探得《黄帝内经》《难经》乃提插、捻转手法之可考源头。

现代学者考证多认为《黄帝内经》主体成书于战国到秦、西汉时期，《难经》成书应与《黄帝内经》相去不远，略晚于《黄帝内经》而早于《伤寒论》。古代中医学学说都带有其所处时代的文化哲学的包装，而也恰在战国到秦，乃至西汉初期是纵横家辈出、叱咤天下的时代。战国时期淳于髡、公孙衍、苏秦、张仪、陈轸、郭隗、范雎、蔡泽、毛遂、虞卿、姚贾和秦末至汉初的郦食其、蒯彻、陆贾等策士以其纵横思想、筹谋、言辩对当时的社会产生了深远的影响，甚至可以说一定程度上推动了历史的进程。纵横家的显赫地位和影响力使纵横思想的影响渗入社会乃至学术的各领域，具备了对同时期的中医学理论体系产生影响的基础和可能性。虽说我们仍不可将纵横理论与《黄帝内经》《难经》所论的提插、捻转针法强行建立联系，但客观事实表明，纵横理论作为该时期的流行思潮之一，其从纵横维度对空间划分的概括与在立体空间中操作的手法是以同样的逻辑贯通的。提插手法操作时主要是在上下方向，也就是三维空间中的纵向维度。捻转手法操作时则主要在左右方向，主要作用在横向的平面。这就将提插、捻转两式基本手法参考纵横思想统一在了一个逻辑体系中。现代通行本的《刺法灸法学》教材编写上也是将提插法和捻转法审定为两式最基本的行针与补泻手法。顺着这个思路，我们对《刺法灸法学》中编排的针刺补泻单式手法进一步考察，即可见其中的操作流程贯穿特征，提插法与捻转法操作用于针刺主体的留针过程中，迎随补泻用于进针过程中，开阖补泻和徐疾补泻用于出针过程，呼吸补泻则用于进针、出针两个过程。

2. 艾条悬起灸基本手法纵横解构

现代针灸临床之中灸法以艾条灸为主流，艾条灸又分为悬起灸与实按灸，其中悬起灸以其便于操作及安全性较高应用最为广泛。

成形的艾条灸最早见于明初朱权编著的《寿域神方》一书，即"用纸实卷艾，以纸隔之，点穴于隔纸上，用力实按之，待腹内觉热、汗出，即差"。可以说其艾条形制与现代无异，然而其灸法上则属于实按灸，并非悬起灸。据考此类艾卷灸最早称名是"太乙神针"和"雷火神针"。由上可知，一者艾条灸的出现晚于《黄帝内经》时代（即已基本成熟的毫针刺法）是无异议的；二者通过针灸古文献中记载"艾条灸"称名为"神针"，可以推知艾条灸技术应比类承鉴了较之早熟的针刺技术。

考察艾条灸临床最常用的悬灸手法，《刺法灸法学》编定现代临床常用的基本手法有三种：雀啄灸、回旋灸和温和灸。据多位学者考证及笔者重考，雀啄灸与回旋灸最早均见于朱琏《新针灸学》。古之纵横思想影响或已不显，现在临床常用的艾条灸手法。于新中国成立以后方兴起。前面我们已考艾条灸技术与传统针刺技术有所贯通，籍针刺基本手法的传递作用，纵横思想便有了影响、启发艾条灸基本手法的可能。从最早记载雀啄灸和回旋灸的《新针灸学》来说，其著者朱琏既是针灸学者，同时也是一名中共党员，具备扎实的马克思二元辩证思维，或可与纵横二元相参贯通。

笔者之重考主要基于北京中医药大学图书馆所藏相关文献，共计63种，重点考察之前学者较少关注的回旋灸，回旋灸在《新针灸学》中称名"熨热灸"。

以中西哲学的相参和贯通奠定创立悬灸基本手法的思想基础从逻辑推论上是可成立的。具体可言，雀啄灸借鉴了针刺提插手法，合于纵向维度；回旋灸借鉴了针刺捻转手法，合于横向维度。现代针灸学者陈日新借鉴并发展传统灸疗创立了热敏灸法，在其热敏灸体系之中将雀啄与回旋手法作为探查热敏穴位、激发感传、保证疗效的两式基础手法。这也直接体现了现代针灸学者对艾条灸手法和针刺基本运针手法逻辑贯通的思考。至于温和灸，以其熏灸的固定性和简便性，可初步推论其直接脱胎于古药艾卷熏法，要在针法体系之中找一个对应点，于逻辑上可将之对应具有静止、稳固性质的留针法。

中医探索不应仅仅着眼于学习古人的一招一式、满足于对着古人的医疗路数能"照猫画虎"的临摹下来，需要在抓住中医理论体系深植的传统文化土壤基础上，进一步追溯古人多样化的思维方式和生活习惯，推敲古人为何将规则及体系确立成现存的面貌，并找到其最深层次的内核及原力所在。古人所谓经天纬地，经与纬，一纵一横，纵代表纵向的天之高，横代表大地横向的四面延伸。再往深一步说，纵也代表时间，横也代表空间，天时地利、天干地支也合于此。"经天纬地"的纵横思想尚贯穿于中医学气机、遣方、五运六气等多方面，需要我们进一步探索（表 10-1）。

表 10-1 纵横思想下部分针灸理论解构简表

	取象比类	经络	针刺手法	艾条灸法
纵	天、经、阳、气，肺为气泵	经脉	提插	雀啄
横	地、纬、阴、血，心为血泵	络脉	捻转	回旋

第 11 章　回归体验与内修

一、导引的探索

有人把导引行气功法吹上天，说得神乎其神，有人把这类健身方法看作封建迷信，不屑一顾。此类方法究竟有何"玄机"？

研究文本的呈现一般遵照客观语气，但一定程度上行气类健身方法的原理理解确实需要主观体验过程，姑且以个人视角叙述。这个话题，我在求学的过程中一度思考了多年，其中有三位老师对我启发甚大，以下叙述直言三师之姓名，一者表示感谢与崇敬，二者老师之奉献也切实在此。

第一位就是山东中医药大学附属医院（山东省中医院）的井夫杰老师。井老师与我是同乡，求学时对我照顾有加，更是我进入针灸推拿临床的引路人。大学时我们开了一门课叫《推拿练功学》，主要是教授十二式易筋经和少林内功，当时此门课的任课教师正是井老师。虽然我们从小都是受所谓科学教育，反对迷信，对这种称为"气功"的东西是半信半疑的，但是任课的是敬爱的井老师，于是我就做了两件事：第一，卖力学习，当时我们上课在大学练功房，其实说回来就像学广播体操一样，反复模仿，暗暗对着镜子揣摩细节，最后也是学的比较扎实，但此时就是练了个形，对其内涵知之甚少。第二，探究气功到底是不是迷信。当时大学新迁校址，图书馆不是很完善，我大约检索了关于气功的书五十本，根据内容分为三类，一类是反对气功，揭露其是伪科学，另一类是把气功吹上天，神乎其神，最后一类没有明显态度，就是客观记载功法的。后来把这些书泛读了一遍，又选了二十多本精读，仍然没有找到答案，但是对很多书中的论述已经有了感性认识。

第二位是李俊峰老师。李老师是位武术家，是北京武术队的组建者，是著名演员李连杰的师叔，再早自己也演过《武林志》等老牌电影。

严格来说我们并没有师承关系，之所以称之老师，是因遇到时，李老师已经七十多岁，也确实点拨我多次，故表示敬意。怎么遇到的呢？那时我在东直门医院正跟着汤老师读硕士，有一天李老师身体出了点小问题，就来到汤老师门诊求诊。我们和汤老师发现，给这个老爷子扎针，针灸反应比一般人快，疗效也比一般人好，后来聊了几句，渐渐大家就熟了，汤老师就请李老师给我们讲过几次课，我有时也趁着李老师留针多有请教。后来有一天李老师给我们示范了一套他自创的五脏强壮功，当我看到强壮肺脏功的动作时，我想起了以前看的书，一下就明白了气功到底怎么使人体强壮的，后面我会细说。后来扎了一段，李老师就恢复了，离开门诊也就没再见过了，听说他在不遗余力的传播传统健身功法，惠及更多人，现在老爷子也已耄耋之年了，很令人钦佩。

第三位就是我的硕士导师汤立新老师，在汤老师引导下，我找到了探索中医最重要的原力，这是我想通很多问题的根基。这些观念给了我不竭的原动力，不断求索，弄清楚医学、养生学科的原始面目。在这个原动力下，加上前面的探索经历，才对气功有了个人的看法，将其拉下神坛，真正将其归至平实、生活化。回头想想，医学之理何尝不是如此，真正的医理决不违反生活之理，必然和日常生活一样平实，朴素而简单，一点也不玄乎，这或是大道至简。

二、揭开导引等功法的"真面"

上面我们简要聊了探索气功之理的过程，现在我们直入主题，气功在最开始基本有两大科目：一是导引，一是吐纳。导引以抻筋拉骨为主，吐纳以呼吸训练为主。

（一）气功走下神坛

大家设想一下，你被告知，你的胳膊有点虚弱，需要练的强壮一点，很简单，你会去健身房运动。但假如我告诉你，你的肝很虚弱，你去把肝练强壮，你会怎么锻炼？你会发现你的肝脏根本不会运动，如何使之强壮？我们的祖先为了解决这个问题，表现出了莫大的智慧，肝既然不能主动运动，换个思路，让它被动运动。

那就明朗了，试想，吸气的同时收腹，这时胸腔和腹腔内的压力同步增大，就会对所有内脏造成挤压，一个呼吸就会挤压一次，这种挤压，一者对内脏是一种运动按摩，再者也会把内脏中沉积的血液挤压出来，改善内脏的血液循环。通过这两方面的作用，久而久之，内脏也便会强壮了。气功可能就是一种锻炼内脏的健身方法，这可能也是武林中"内功"称法的源头。我们既不要将其吹捧入天际，也不要将之打为迷信扼杀，客观看待之即可。

（二）抻筋拉骨与西方健身

众所周知，西方的健身方法中，器械训练很重要，主张肌肉压缩性的力量训练，增加肌肉容量，雕刻出肌肉线条。

中国之健身方法却很是重视抻筋拉骨，也就是肌肉拉伸舒张性动作，古代武林有言"宁筋长一寸，莫肉厚三分"。

到底何去何从，要知道，中国文化的魅力恰恰在于其包容性，"一张一弛，文武之道"，我们可以兼而用之。举个例子，大家都知道长期跑步，小腿肌肉老是收缩发力，小腿会变粗，怎么解决呢？就是跑完步压压腿，把腿部的肌肉慢慢抻拉一下，便能拥有漂亮健美的大长腿了。这样也会保持腿部的力量与柔韧性同步增长，换个角度，也就是肌肉的舒张性、收缩性都改善，局部的血液循环也改善，类似中医学的经络通畅了。这也是小时候做体育生，训练老师总是让我们压腿之理。

（三）回到导引

上篇谈到李俊峰老师锻炼肺脏的动作，给大家大概描述一下：基本就是把两个胳膊尽力收紧，挤压胸廓的动作，其意类似于易筋经的九鬼拔马刀式。除了上面讲的调整呼吸，导引动摇肢体也能训练内脏。窗户纸已经捅破，其中道理大家自己想一下就明白了。

说一说功法，其实只要明白了其中道理，你自己想训练哪里，就可以按照靶点自己设计一个动作，不用拘泥于已经有的动作，所谓无法有法。当然开始入门时，还是需要学一学基本的功法，不需要太多，抓住一种，练熟即可。

易筋经（排除与其并称的洗髓部）的优势在于其有十二式，每一式扣着一条经络。其实最后所有功法普同一理，只是侧重和细节小有差异，如易筋经的掌托天门式，类于八段锦的双手托天理三焦、五禽戏的虎举、少林内功霸王举鼎。

三、古音六字诀音韵学溯源和天人合一

古音六字诀是古代先贤创立流传至今的吐纳健身功法。每个字诀发音需要特定的吐气方式和相关身体部位的参与，

这种定点式靶向训练即是其发挥保健作用的机制所在。现在通行的六字诀功法中有两字拟音一样，其发音背后的训练靶点也会重合，这不合常理。古音六字诀最早见于南梁文献，笔者着眼于语言学演变角度，以音韵学方法重新考证六字诀的南朝古音，并合参地理方言，综合时间、地理双方面因素重新拟音。所考定的六字古音一方面解决了训练靶点重合问题，另一方面从韵上体现出"三洪三细"的系统性特点。这一特点符合中医阴阳之道，也折射出六字诀体系构建背后的"天人合一"指导思想。紧扣天人合一观，我们进一步探讨了古音六字诀系统的发生学原理，并触及其与中医医理体系及现代物理、音乐等学科的贯通性。

古音六字诀是现代常见的吐纳导引养生功法之一，六字分别是吹、呼、嘻、呵、嘘、呬，国家体育总局据现代普通话对其拟定的读音以拼音标注分别是 chuī、hū、xī、hē、xū、xì，以推广普及。对于人体来说，字音的发出，主要关系到吞吐气息振动声带方式和身体共振部位，即不同的发声需要人体不同部位的参与。其中有两个字音重合，也就是说此二诀可训练到的相应部位相类，这种重复不合常理。

从文献记载看，六字诀最早见于齐梁时期吴地陶弘景所著的《养性延命录》。明代音韵学家陈第有言："时有古今，地有南北，字有变革，音有转移。"论证古今、地域音之异同及演变，这一论断为后世真正开辟了研究古音的途径。据此可知我们现在六字诀的发音方式已较古代有所变化，构音上也受到地域方言因素影响，其发声时吐气方式和参与的人体部位也随之发生了改变，若按照现代发音去作六字诀训练，其靶向性是有偏差的，我们需要回溯陶弘景生活的时代、地域去重新拟定六字诀的读音。

（一）时间上追溯中古音

时间上，陶弘景所处时代为南朝时期，接之的是隋唐。音韵学上，隋唐至宋，从《切韵》到《唐韵》到《广韵》一书相承，统称为中古音。切韵即是隋朝之音韵著作，而隋朝又紧接南北朝时期，故我们就先重点着眼于声母与小韵，将上述六字读音回溯到中古音时代进行拟音，当接近南梁六字发音原貌。

首先是吹，昌垂切，平支昌，声母方面，吹用昌钮，昌钮在《广韵》五十一声类中属于次清正齿音，对应三十六声母的穿母。吹在《广韵》中下切字为支、真，韵在支部，在发音上拟为 [iwe]，均属细音，根据《广韵》反切古今之变规律，在普通话中，吹字用的是古穿二（穿与二等韵拼者），现代正齿音拼以细音下字者，回归中古，实际发音要回归牙齿音，也就是声钮要回到精、清、从、心、邪一组，保持发音方法不变，对应清母（[tsʰ]）。回到实际发音,穿三大略为 [tɕʰ]音，现代音韵学家王力先生明确提出了恰于南北朝时期对应

读音 [tɕʰ]、[tsʰ] 的古声母始出现同化演变，故二者有一系性。故综合以上三点可将吹字发音以重拟，当时可能存在 [tɕʰĭwe] 与 [tsʰĭwe] 并行情况。

　　呼字，火故切，平模晓。在《广韵》声类中呼字直接就是全清喉音，对应三十六字母晓母，下字取模韵 ([u])，发音古今差异不大，以国际音标拟音大略为 [xu]。

　　嘻字，许其切，平之晓，韵属之部 ([ĭə])，许也是晓母，古今差异不大，但在五十一声类中，全清喉音，也就是属于晓母者，分化为呼（[x]）、许（[ɕ]）两音，以许切，大略拟为 [ɕĭə]。

　　呵字，呼箇切，平歌晓，晓母，反切下字用箇，韵属歌部（[ɑ]）去声，故实际古发音拟为 [xɑ]。

　　嘘字，许御切，平鱼晓，晓母，喉音古今差异不大，属二〇六韵鱼韵（[ĭo]），故拟音仍若 [ɕĭo]。

　　呬字，虚器切，去至晓，归于五十一声类许钮，器属于二〇六韵脂韵（[i]）去声，故拟音为 [ɕi]。

　　总结见表 11-1。

表 11-1　时间上的中古拟音

吹	呼	嘻	呵	嘘	呬
[tɕʰĭwe] 或 [tsʰĭwe]	[xu]	[ɕĭə]	[xɑ]	[ɕĭo]	[ɕi]

　　从时间线上来说，虽然我们根据中古音韵学著作及古今语音演化规律做出了六字初步的古音构拟，但绝不能认为构

拟出来的就是古代当时准确的读音。法国著名语言学家梅耶（A.Meillet）有言："重建只能给我们一个不完备的，而且毫无疑问的是极不完备的关于共同语的观念。任何构拟都不能够得出曾经讲过的共同语。"我们构拟出的古音属于从语言演化规律上的初步探索，为我们找到更精确的古音奠定了基础并提供了参考。方言之中会一定程度保存古音，我们继续以上述构拟为基础，结合地域方言进行下一步探索。

（二）地域上转至吴音

古人陶弘景最早记载了此六字诀，故此发音应严合陶氏之方言。陶弘景为丹阳秣陵人，即今江苏镇江一带，其后一生大部时间辗转于南梁首都及茅山一带，南梁定都建康，即今江苏南京一带，而茅山位于江苏句容与金坛交界，以上三地皆不出江苏省（图11-1）。

故结合陶弘景的出身及活动范围，其话语应该为吴音，属吴语系。现在普通话发音受满族语影响多见卷舌，吴语系的发音较之普通话便极少卷舌，现在苏州话源自古吴语，较好地保留了吴地发音，故我们综合参考现代学者系统研究吴语及南方语系的著作，将专门性和普遍性相合印证，以苏州话为基础拟出六字发音如下（表11-2）。

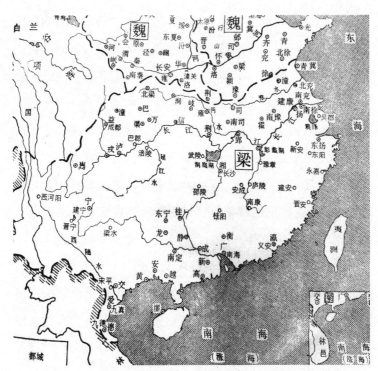

图 11-1　南梁及其都城建康图 [引自韩国磐. 魏晋南北朝史纲 [M]. 北京: 人民出版社, 1983.]

表 11-2　参考地域因素的拟音

吹	呼	嘻	呵	嘘	咽
[tsʰĭwe]	[xu]	[ɕĭə]	[xɑ]	[ɕĭo]	[xie]

（三）构音时间因素与地域因素的参合

我们从时间上回溯的古音是当时的古代官话，官话也有一定地域性，在不考量其与陶氏方言的统一程度前，我们是无法将时间、地域二者参合起来。陶弘景生活范围围绕南梁的都城建康，由此推断其方言应接近当时的主流官话。我们构拟的中古音根据《广韵》的由来追溯到隋朝官话应该是没问题的，也就是隋文帝命修的《切韵》中的音系。现在主流学界一般认为切韵代表了南北朝时期金陵、洛下两地士族所使用的主流官话。据《切韵》编著者陆法言在其书序言"因论南北是非，古今通塞，欲更捃选精确，除削疏缓，萧颜多所决定"，也就说当时论编《切韵》草稿有争议处，多由当时的著名音韵学家萧该和颜之推定夺。萧氏是南兰陵（今江苏常州）人，属于吴地，而颜氏为琅琊（今山东临沂）人，从此点看，《切韵》一定程度上会受到北方音系的影响，当然从时间和地域两个角度之考证结果确是小有差异，综合以上客观说来，虽然陶氏方言与《广韵》音系并非完全一致，但二者大体是较为接近的。

综上，六字音在时间上与地域上之考证结果并非风马牛不相及，故将两方面作参合是可行的，这过程中亦不会触及原则性问题。其中有区别者，一者为呬字音，古音构拟为 [ɕi]，属许类，吴语为 [xie]，属于呼类，从声类角度言，许、呼分开，但二者可统一于晓母之中，也就是说二者的发声部位和发声方法完全一致，均是喉音全清。这样二者便贯通起来，理论与实践二者相比，我们更尊重实践，取其 [xie] 音，但具体发音时仍可综合参考古音。再者为吹字音，其虽涉及发声部位正齿和牙齿的区别，但总属于齿音，没有原则性的冲突，故我们还是首先尊重实践，将其音定位 [tsʰǐwe]。根据时间上语言演变与地域上的方言差异，我们可将六字诀音拟如下（表 11-3）。

表 11-3　综合时间与地域因素的拟音

六字	吹	呼	嘻	呵	嘘	呬
国际音标	[tsʰǐwe]	[xu]	[ɕǐə]	[xɑ]	[ɕǐo]	[xie]
汉语拼音	类 ci	类 hu	类 xi	约 he 与 ha 间	类 xu	类 hi 较洪

注：古音及方言考证我们尊重音韵学科习惯，使用国际音标；具体应用中，我们仍然使用通行汉语拼音

此套构音有几个特点：① 整体来说，所有六字声母都属于清声母范畴，这符合六字诀训练吐气不发声的要点。② 六字在声母上有五字是喉音，《类经》有载："喉为肺系"，此顺应《灵枢·忧恚无言》所论"喉咙者，气之所以上下也"之人体生理；单吹为齿音，或与肾与骨系相应有关。③ 从韵母角度，六字诀用韵三洪三细，这深合中医阴阳之道，同时也符合六字诀脏腑属性或功能的配式。

（四）从天人合一视角对古音六字诀溯源

六字诀之训练具有明确的指向性，当以鼻纳口吐，而六字音即为吐气之法，与发音吐气一理相贯，也就是六种吐气方式，分别应人体的六个方面。《养性延命录》记载：时寒可吹，

时温可呼，委曲治病，吹以去风，呼以去热，嘻以去烦，呵以下气，嘘以散滞，呬以解极。再往后隋朝《童蒙止观》一书始记载将六字诀配于脏腑：心配属呵肾属吹，脾呼肺呬圣皆知，肝藏热来嘘字至，三焦壅处但言嘻。自此以下，唐代《黄庭内景五脏六腑补泻图》和《千金方》、宋代《道枢》、明代《寿世保元》、清代《寿世传真》等书中皆有记载，其大义不出梁隋唐时代源头文献，只是有些文献中嘻字脏腑配式上以三焦代替胆。综合以上我们可以将六字诀源头性的主要搭配方式列于下（表 11-4）。

表 11-4　六字诀源头性的主要搭配方式

	吹	呼	嘻	呵	嘘	呬
《养性延命录》	去寒、去风	去温、去热	去烦	下气	散滞	解极
《童蒙止观》	肾	脾	三焦	心	肝	肺
《黄庭内景》	肾	脾	胆	心	肝	肺

从上面研究我们得知六字诀用韵整体有三洪三细的特点，这也启示我们其配式也可能具有整体性和系统性，心肺与肝肾的配式正合其阴阳属性，而脾与三焦或胆的配式则需进一步探究。脾，《素问·六节藏象论》定之为阴中之至阴，教科书普及的解释是此至阴指从阳到阴，表示脾胃居阴阳之间，有周旋之用。清代医家黄元御也强调脾胃居中土枢转："祖气之内，含抱阴阳，阴阳之间，是谓中气，中者，土也，左

旋右转，即为脾胃。"胆与三焦的枢转作用主要体现在人体上下交通、水火相济，人体心火降、肾水升有赖胆与三焦枢转。《素问·阴阳离合论》始论三阴三阳之离合，并将之化于开、阖、枢模型之中，指出少阴少阳共为枢。后世张仲景《伤寒论》第269、276、312等条目所载临证之中多用之，然并未称名。明代李梴继承前人，在其著作《医学入门》中首记载了名为"脏腑别通"的理论，明确指出心肾与胆三焦相通。此后唐容川等对此多有所承及论述，至近代董氏奇穴等流派仍以此理论指导临床。现代学者大多分别就心胆相通理论或肾三焦命门理论进行单独探讨，然所论不出心肾相交有赖胆与三焦枢转之理，著名中医理论家孙广仁曾以此思路探讨心肾相交，在现代临床实践方面，也可见以三焦合胆为枢论治心肾或脾胃疾病者。

据此可知，脾、三焦、胆的共性在于沟通阴阳、斡旋上下，故二者相配，从字音上也恰得"呼吸"一词阴阳上下之妙，关于脾和胆三焦系的阴阳之分，来自天人合一角度的自然发声，我们会于下文论及。现我们将六字诀配式系统总结如下（图11-2）。

从功能方面来说，六字诀为口吐气之法，也就是鼻纳入清气后，以口吐出浊气的六种方式。若以中医扶正祛邪角度观之，属于祛邪范畴，这也与《养性延命录》记载的六字诀功用相符。回到中医天人合一视角，人的体自身环境具有整

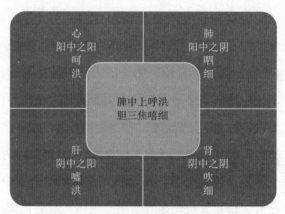

图11-2 六字诀配式系统

体性并与自然大环境相统一,六字诀的发生和功用是与自然之理及人体运行机制相合的。

吹(ci):肾应北方寒水,人体受寒风吹拂,抵御寒冷,咬紧牙关甚至打寒战时,自然发出此音。

呼(hu):人体饱食或食热辣之后,吐出酸腐食气,即是此音。从气机角度,发此音时为迫气上吐,且此音为洪,故为阳。

嘻(xi):人体水火相济,上下交泰,则见微喜平静态,此时自然发声即为嘻。从气机角度,此势为引气下行,安定平静,且其音为细,故为阴。

呵(he,洪而近ha):心火最自然即有上炎之性,易见兴高采烈,此时自心而发之音为呵。

嘘(xu):肝气易郁滞,化为郁闷暴怒之气,此时人体自然以"吹胡子瞪眼"等行为发泄、缓解之，即见嘘音。

呬（hi，较洪）：呬以解极，《玉篇》载："解，缓也、释也"，为缓解、释放之意。极字，《说文》解其本意为："驴上负也，从木及声"，即负担之意。解开结扣，释下重负，了却悲伤之感，即会生舒气、叹气之举，悲叹之时舒气之音即是。

唐代孙思邈明确提出六字诀训练"切忌出声闻口耳"，这也是关于六字诀训练发声与否的最早文献记载。六字诀不发声之理在于吐气气流不触动声带，一者可排除声带阻力，使吐浊顺畅；二者若吐气不触动声带，人体会节省振动声带所需的能量，以利于养气。至于古人所论六字诀有吐浊祛邪之用，其理如下：天地之气，轻清者上浮，重浊者下降，放之人体也是这样。人体所排出的代谢产物不出固、液、气三态，液态和固态的二便较重浊，主要从躯干下方的二阴排出，而气体较为轻而上浮，故主要通过口、鼻排出。单气而论，浊气较清气下沉，而口位于鼻之下方，故排出浊气更顺其势，这应也是大部分古代吐纳养生术以口吐浊之理。我们也可以从另一角度来挖掘六字诀养生之理，浊气既然有下降之势，若要通过人体上面的官窍排出，便需要人体做功迫其向上，六字诀便是引导人之躯体、脏腑共同做功的方法。六诀训练时不同的吐气方式需要不同的胸腹腔部位产生压力，一方面训练了机体不同的靶点，另一方面也迫使胸腹腔内不同位置的浊气顺之排出了体外。

（五）天人合一下古音六字诀的续贯通性

以上我们追溯了六字诀的古音，探索了六字字音之间的体系性，并依次对六字诀的发生学机制进行了简要分析。这对六字诀现实训练的靶向性应有积极意义，同时这一探索也体现了六字诀发生背后的天人合一之理和其对中医学科的贯通。六字诀归根结底是古人以音声系原理发展出来的养生方法，众所周知声音源于振动，也就是说六字诀之养生原理可以归因到人体振动角度。首与此相类似的是五音疗法，五音疗法能愈疾，其理在于人体脏腑的刚柔、大小、坚脆不同，而脏腑发挥日常作用时的运动方式和节律也不相同，故与之能产生共振或削减的声音频率也会不同，古人或据此设计了五音治疗体系。人体特定声音的发出，需要特定的吐气方式及共鸣部位，即需要人体特定部位运动做功、胸腹腔特定部位加压和相关脏腑共鸣。反过来说，不同的吐气发音方法即会训练到不同的部位和脏腑，这或是六字诀发挥作用之机制。与此同理的是人体的脉搏，也是一种波动。寸关尺部以其各不同的律动与人体不同的脏腑及肢体部位共振，进而形成六个全息巨系统。而针灸补泻的主要基础手法是提插与捻转，二者一纵一横，捭阖而形成对人体不同部位的震荡和对人体节律的干预。进一步引申，六字诀与中医学六经、六节藏象、六气体系的相关性也便呼之欲出。古音六字诀这一小中见大的养生功法更可以和现代物理学阶段性终极理论"超炫理论"相参,然而此功法体系的母基仍是中华文明六律及相关数理体系,其构建所赖的思想内核仍是天人合一观。

第12章 溯源中医临证心法与原创思维

一、针灸乃至医者实践心法

内心的光明、纯净、仁慈的力量，化为外在的快乐，并将快乐推己及人，让我们内外的力量良性影响及引导患者，共同去克服苦痛，可为大医。

中国的文化是二元性文化，即阴阳文化，但凡事物一出就是一对。老子《道德经》云："有无相生，难易相成，长短相形，高下相倾，音声相和，前后相随。"也有俗话说："毒蛇出没七步之内必有克蛇毒之物。"那么病与医应该也符合这套一阴一阳的哲学，试想如果大家都生活、工作十全十美，人人都不得病，即天下无"病"，那么作为"病"的对立面的"医"，克病之"医"也便失去了存在意义。故"病"与"医"是符合阴阳哲学的一对。

进一步我们拿"病"与"医"分别组一个词，最原始也常见的是"病痛"和"医药"。病痛之痛是病的主要表现，也是给患者带来了身心的打击的主要因素。故作为医者，我们的主要任务即是解决患者之痛，那就需要一个可利用的要素，便是药。

追溯"药"的本意，繁体写为"藥"（图 12-1），上面一个"艹"，说明古代的大部分药物是植物，下面是个快乐的"乐"的繁体，说明了"快乐"对于医的非凡意义。而回过头来看，痛与乐也不失为一对阴阳，有句话说"痛并快乐着"，汉语博大精深，说话都不失一阴一阳，非常有意思。故我们医者想去解决患者之痛苦，自己首先要快乐，无论生活、学习还是行医过程之中，消除与患者间的隔阂，杜绝防患者如防贼，视病若亲，保持高度的同理心，以同理心去感同身受病者之苦，将己身与患者联系沟通起来，进而把这种终极快乐推己及人，患者的病痛缓解起来也便事半功倍了。

医者如何获得终极的快乐呢，根本或在于我们的观念。按照我们幼年的最朴素的世界观定义万物的话，我们出生后不可避免最早感知的自然变化是白天和黑夜，进而影响形成了我们的原始世界观——光明与黑暗。例如，幼童时期我们最常说："最终光明战胜了黑暗，英雄拯救了世界。"最朴素的把宇宙万物分为黑暗与光明两大阵营，不难想象，痛苦归

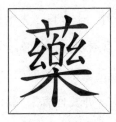

图 12-1　"药"字繁体

于黑暗，快乐属于光明。那么想获取快乐，从根本上就需要光明的力量，这个源自我们的内心，即源于我们人性及内心的光明。这个理论的雏形形成之后，我又从中国主流思想发展历程中得到了佐证，春秋战国时期出现了百家争鸣的思想大繁荣，到秦代完成形式上的统一，然后到汉朝形成了真正的思想大统，进而形成汉文化，"罢黜百家、独尊儒术"确立了儒家思想的主流地位。儒家思想在历史进程中有两次明显的演变，即理学与心学。心学是古代主流思想自汉代以后重要的光明发展，是一门与"存天理，灭人欲"的理学理念近乎相对的学问，理学与心学，或又是一阴一阳。心学这门学问的缔造者是被称为"明朝第一人"的王守仁，即王阳明，故又称为"阳明心学"。

其思想内核是十个字："心即理，致良知，知行合一"。翻译过来基本意思就是：守住自己的内心，跟从内心明辨善恶，为善去恶，行动起来。这说明了我们内心力量的强大和一颗为善之心的重要性。而阳明先生的遗言更点明了"心境光明"对于人的思想境界生死攸关的意义。明嘉靖七年之《年谱》记载，农历十一月二十九日，先生行至江西南安府青龙铺，临终前，南安推官周积侍奉在旁，乍闻先生低吟："吾去矣"，周泣不成声，慌乱之下，急问曰："先生有何遗言"，先生微哂曰："此心光明，亦复何言"。翻译过来就是这颗心是光明的，还有什么可说的。故我们的快乐真正是与我们的世界观、人生观、价值观相通应。作为医者，三观的基调应该是光明、纯净、仁慈的。

总而言之，内心的光明、纯净、仁慈的力量，化为外在的快乐，并将快乐推己及人，让内外的力量良性影响及引导患者，共同去克服苦痛，可为大医。从另一个角度讲，作为医者若是心中缺少光明，没有一颗仁慈济世之心，是很难洞悉、掌握与众不同、其效如神的医术细节的。

二、悟道医学的原力

有了光明的心境，进一步就是心境之具体化和把光明带进医疗研究与实践的路径。

中医是个师徒如父子的行业，跟着汤老师，我不但学到了针灸手艺，更重要的是学到了如何看待医学和当一名医生。有一次老师去电视台讲一个科普性的针灸栏目，后来媒体整理成稿后，出了本书，老师送给我一本，扉页上写了八个字"快乐学习，做个明医"，书确实没好好读，但此八个字我切实记住了。明医，做个明明白白的医生，以此要求自己。医学细节不自己琢磨明白了绝不能用在患者身上，这一针下去大约产生的反应要基本心中有数。本专业的话，定期把经络穴位横着背了竖着背，再在自己身上，把凡是能自己扎到的穴位逐一扎之，并调整多个方向以感受针感（这条也是受到山东省中医院王锐主任启发）。后来参加工作，在北京按摩医院，最多时半日门诊量近五十人次，也没忘记师之教诲，并尽力争取患者扎完针后下床当场即觉疗效，确有少数无效者，一是回大学图书馆尽详细的查阅资料，二是跟汤老师请教，争取患者复诊时就会取效。

最终我总结了三条：第一，我们不是患者，永远不能体会患者的痛苦，即使患者是我们的父母，我们也不能做到感同身受，所以作为医者，只能尽力帮助患者。第二，我所从事的针灸专业所用的治疗手段是扎针，有一定创伤。试想若是反过来，别人扎我一针，我得考虑考虑，所以在诊疗过程中，要看到别人身体的金贵，尽量不多扎一针，尽量做到无痛进针，尽可能舒服地解决患者的病痛。这也是《千金方》"人命至重，有贵千金"之意。第三，有时候很多老人坐很远的公交来到门诊，排队等上半天，也很尊重我们一介后生，最后若是没有疗效，实在惭愧。这当是我探索无尽医学的不竭动力，也是作为一名医生的本分。

还有一点，汤老师最不认可"各承家技，秘而不传"，教导我们时，也是知无不言，言无不尽，其实想想老师是明白人，更多的人掌握了医术，就能帮助更多的患者，辐射更大的范围，就是更大的功德。

三、文明溯源视域下的临证初心

文化自信是更基本、更深沉、更持久的力量。近年来，我国文化软实力的提升，为人们拓展了心灵空间，逐步构筑起"精神家园"。然而在医疗界，临床医者群体肩负医疗改革提升一线医疗质量的重任，兼有时需直面医患矛盾等负面因素，仍存在一定的心理缺失。回溯中华文明，传承精华，考证、凝练中医之临证心法，在党的百年初心基础上，探析医者的初心哲学，藉此擦亮医者的初心，对中医群体"精神家园"的构建具备积极意义。

（一）中华文明太阳崇拜与重阳思想发源

中华文明是世界上唯一的流传至今没有断流过的文明，多位学者认为，中华文明记载可考的源头始于伏羲"一画开天"。司马迁在《史记·太史公自序》中说："余闻之先人曰：伏羲至纯厚，作《易》八卦。"民国《学易笔谈》云："保世滋大，概群藉而罗万有者，悉在此一画开天，人文肇始之。"从伏羲画卦开始，有了指示记录的符号，文明的流传才有了记录。伏羲落到文献记载上最早见于《周易》，写为"包牺"。孔子编订《尚书》及《周礼》中写为"伏羲"，后又有宓羲、庖牺、伏戏等不同写法。虽然这些记录、书写方式有别，从音韵学而言，古无轻唇音，故"伏""包"声类相通，故这些写法记载的音是一致的。据姜亮夫、何新、詹鄞鑫等学者考证：伏羲的"羲"字为"曦"的本字，故推测伏羲为日神。此外，《山海经·大荒南经》记载："东南海之外，甘水之间，有羲和之国。

有女子名曰羲和……生十日。"后人据此逐渐演化出日神"羲和",这也从侧面佐证了"羲"的本义与太阳的紧密联系。《汉书·律历志》引刘歆《世经》言:"庖牺继天而王,为百王先。首德始于木,故帝为太昊。"知伏羲尚有"太昊"之称,从字形论,"昊"字从日从天,有类人立于日下。伏羲又为三皇之首,考"皇"字,清代吴大澂《字说》载:"皇,从日有光。"以上均说明从中华文明初记的伏羲时代,先民即有较明确的太阳崇拜现象。从"二重证据"言,考古中也见类似出土物,山东莒县陵阳河遗址出土的陶尊刻有一个与"昊"字结构相类的字符⚟,如太阳从山陵上升起(图 12-2,归于大汶口文化晚期,约公元前 2800—公元前 2300 年),也是先民太阳崇拜的例证。综上而论,从华夏文明始有符号记载的源头,太阳及太阳神的崇拜即占据重要地位。

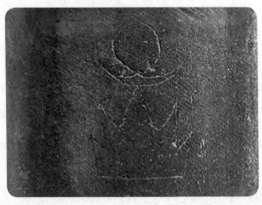

图 12-2 山东莒县陵阳河遗址出土大口陶尊外壁刻"陵阳"字符(现莒县文心广场建有仿此字符的地标,笔者摄于山东莒县)

伏羲以下，对华夏文明有重要影响的人物是炎帝和黄帝，至今华夏后裔也称"炎黄子孙"。炎帝之"炎"字从重火，而《素问·阴阳应象大论》载："水火者，阴阳之征兆也。"火乃阳之征兆，故知炎帝与太阳本身即有密切联系。考黄帝，《说文解字》载"黄"字从古文"光"，且"黄""光"古音相同。《释名疏证》载："黄，晃也"，晃从字形言，即指日光。有学者研究黄帝即太阳神，有四面，向四下散射光芒。同时在天文学中，太阳的运行平面又称"黄道"。

自炎黄时代继下，太阳崇拜以及重阳相关思想更见丰富、发展。《周易》即构建了阴阳体系，后孔子作《易传》将之引入人文体系，使之逐渐和天地、男女、尊卑等要素融合形成了中华自然、人文哲学体系，这个体系中，仍饱含着"重阳"思想。此体系中，可以说阴阳学说是"全面论"，"重阳"思想是"重点论"。此后，"重阳"相关例证多见，如屈原在《离骚》中称自己为"帝高阳之苗裔"；《史记·高祖本纪》载："吾，白帝子也，化为蛇，当道，今为赤帝子斩之，故哭。"言汉高祖刘邦为司火的赤帝之后。总之，自华夏文明有载之始，先民即有太阳及太阳神崇拜现象，据此可溯华夏文明乃至中医重阳思想之源头。

（二）重阳思想在文明进程中具象化

文明是人类历史积累下来的有利于认识和适应客观世

界、符合人类精神追求、能被绝大多数人认可和接受的人文精神、发明创造的总和。这些精神与发明创造离不开人对于宇宙万物与自身的观察、思考。这些观察与思考又落在具体的天文、地理、人事上。

1. 天文测日与地理寻阳

在古天文学中，测日是重头戏，其观测成果的一种重要记录形式就是华夏文明中的重要图式"古太极图"。古人立杆测影，并记录一个回归年每日的日影长度，现存《周髀算经》仍见载古人对二十四节气日影长度的重点记录，且损益率仅九寸九分六分分之一。根据这些数据，以夏至影长为基点，冬至影长为高点，春秋得其分半，即可绘制出古太极图。所绘制的太极图与我们现在生活中常见的标准阴阳鱼式太极图有所差异，其中间分割线类似阿基米德螺线（图12-3）。其实古人生活中法天时之术即基于对太阳变化的认识，如一年的定数、四季的划分、日夜十二辰论定均本于太阳运行或地球相对太阳运动的周期。

从现代天文学、物理学角度出发，地球处于太阳系之中，太阳是对地球万物生存直接影响最大的天体。在现在人类生产力发展状况及科技水平下，可利用的能源主流归根结底都来源于太阳，譬如植物可通过光合作用吸收太阳之能量，然后储存起来，最终归向多种用途。植物草木可以直接成为燃材，通过燃烧为人类提供能量；也可以成为化石，进一步化

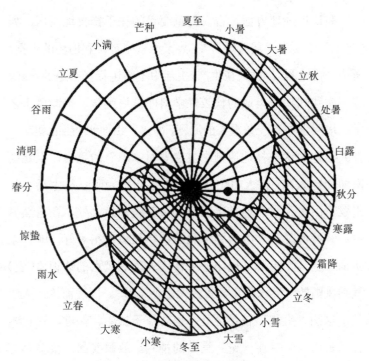

图 12-3　根据测日数据复原古太极图
引自路辉 . 无极之镜 [M].2 版 . 北京: 中国中医药出版社，2017.

为煤炭、石油、天然气为人类开采使用；还可以为人类直接摄入，提供人类生理活动所需之能量；还可以先为动物摄入，再通过食物链将此能量传至食物链顶端的人类，也是间接之能量摄入。当然地球之本身也可以吸收部分太阳能，人类对于地球放射性物质的利用，与此途应有一定联系。而现在的太阳能电池板等技术对于太阳能的利用更加直接。这或许也是中医灸疗等"壮阳"之术的自然哲学基础。

在认识地理方面，古人的重要目的在于择善地而居，如《老子》中所言"居善地"，古兵家更重视对有利地势的占据，所谓"得地利"。古人在生产、生活中不断进行择善地的实践，这些实践知识所集成的代表性学科即是堪舆学，也即风水之学。堪舆学中有一条重要的原则，即"背山面水，坐北朝南"。古人论定的这一择地原则中贯穿着对"阳"的重视，坐北朝南即面向太阳；古人将山之南、水之北定为阳，从生活实际出发，山南和水北均是接受阳光照射较充足之处。在自然界中，一般情况下，山南和水北的植物长势也相对好，即古人所谓"生气"足，这也印证了晋代郭璞对风水的认识"（生）气乘风则散，界水则止，古人聚之使不散"。同理而论，人居住于这些"生气"较足之处，也有益于摄生、保健，这也暗合《素问·生气通天论》篇名的神髓。放眼我国，很多具有历史传承性的地名，也是古人地理寻阳的一证。据有学者不完全统计，全国以"阳"字命名的城市（包括地级市、县级市）就有117个，其中更有伏羲太昊所居的淮阳、殷商古都安阳、周平王所迁洛阳、秦始皇故都咸阳等多所文明积淀型城市。这些均体现出古地理学中贯穿着明朗的"重阳"思想，古人之"择善地"多合应"寻阳"。

2. 重阳思想渗入人事层面之医学领域

重阳思想在人事方面的沉淀，我们重点关注医学领域。以《素问·生气通天论》篇为例剖析，即可窥其一斑。该篇记载:"阳气者,若天与日,失其所,则折寿而不彰。故天运当以日光明。"指出阳气在自然界中的重要地位。前面我们已经讨论,现在人类生存的所需用的能量大部都来自于太阳。今言之能量基本可以归结在中医理论中的阳气上,这可合于现代很多学者提出的医学物质、能量、信息体系。客观而言,鉴于古今人思维及生活方式的差异,不可将阳气与能量二者之内涵、外延完全画等号。李经纬、邓铁涛主编《中医大辞典》释《素问·生气通天论》篇名,认为其中"生气"乃人体的生命活动,生生之气,乃是阳气,"天"指代自然界;该篇旨在探索人体生命活动基础与自然界变化紧密相连,直指中医的"天人合一"重要特点,也着重强调了自然界之阳气对于人体具生死攸关的影响。

综上而言,如果没有太阳,也就失去了自然界中的阳气之所,地球上的所有生命即归于沉寂,也就毫无生气可言。此外,《素问·生气通天论》还记载了阳气对于人体的具体意义,即"阳气者,精则养神,柔则养筋。"张志聪《黄帝内经素问集注》释:"阳化气,诸阳之气通会于皮肤肌腠之间,以生此形。"以上即言明阳气对于人有形机体和无形精神均有重要的滋养、济助作用。在此基础上,已有学者系统研究了阳气与神的关系,总结出"阳气为化神之体,神乃阳气之用"。《素问·生气通天论》进一步记载:"苍天之气,清静则志意治,顺之则阳气固……故圣人,抟精神,服天气,而通神明。"强调人在生产、生活实践中需要顺应自然，因势利导，以养阳气。典型的例证即《黄帝内经》所言的"圣人"，在此重阳思想指导下生活、摄生，善用自然之气，顺借自然之势，可达到精神饱满、通于神明之境。基于阳气与神的紧密联系，可以说"通神明"已涉及意识形态层面的提升，对中医主流意识形态探索及心法钩沉具有启迪意义。

3. 中医临证心法考和"初心哲学"析

医事之中的意识形态方面与重阳思想联系，以此为指引，下面我们进一步讨论中医主流意识和价值取向。阴阳二元性是中国哲学的一个重要特点，如《老子》记载："有无相生，难易相成，长短相形，高下相倾，音声相和，前后相随。"回归客观生产、生活，可知凡事物一出即是一对，也有俗语"毒蛇出没七步之内必有克蛇毒之物"。引入医学范畴，病与医也符合一阴一阳的哲学，假设人皆无病痛，作为"病"的对立面的"医"，克病之"医"也便失去了存在意义。进一步拓展"病"与"医"，可延论及"病痛"和"医药"。病痛之痛是病的主要表现，也是给患者带来了身心的打击的主要因素。作为医者，即需瞄准解决患者之痛，此过程中，医者主要可利用的要素和手段即是药。

从"药"字形论，繁体写为"藥"，上面一个"艹"，说明植物是古代药物的主要来源，下面快乐的"樂"字，也说明了"乐"对于医具有重要意义。而痛与乐也不失为一对阴阳，俗又有"痛并快乐着"之语。

一名医者乃至一个人何以得乐，或需要回溯人类最原始的三观。世界观源自人对世界的探索，人生观源自人对自身的探索，这两者即合于传统的"知善知恶"过程；价值观源自在人认识世界、自身之后做出选择，即合于传统主流伦理所倡的"为善去恶"。结合太阳崇拜与重阳思想的考探，在三观有机统一之下，按照人类幼年的最朴素的世界观定义万物，因人出生后不可避免最早感知的是光，合于眨眼行为及对日夜的感知。这影响并形成了人的原始世界观—光明与黑暗，也即阴阳。幼童时期的人类常有宣言："最终光明战胜了黑暗"，这已是价值选择层面了。按上述最朴素的黑暗与光明宇宙万物划分观结合人的选择论，可将病痛归于黑暗，医与乐归于光明。医者乃至人得其乐，从根本上就需要光明，即源于人性及内心的光明，这也是人的主流价值观选择。从中国主流思想发展历程中来看，春秋战国时期出现了百家争鸣的思想大繁荣，到秦代完成形式上的统一，然后到汉朝形成了真正的思想大统，进而形成汉文化乃至汉族，"罢黜百家、独尊儒术"确立了儒家思想作为汉文化"明线"的主流地位，至宋代儒家思想渐见"存天理，灭人欲"之弊病。后反此"弊"的思想、文化因素中，心学为其中之代表，心学的主要思想内核是"心即理，致良知，知行合一"，呼吁认识世界和自身后进行良善的选择和实践。心学缔造者王阳明临终所传心法即是光明,也载于《明儒学案》:"南安门人周积侍病问遗言,先生曰'此心光明,亦复何言!'顷之而逝。"

从医事而言,医者乃至众人尤需重阳。在此之下,由心主通明,至心性光明,光明可为医者之主流心法。"此心光明"也合应于上文所论的圣人"通神明",此皆以印证佛家之"离苦得乐",儒家"好之者不如乐之者"。进一步以乐"志于道"而"游于艺",提升医术以帮助患者;在临证时,将此光明之"乐"以推己及人,以医术为载体用内心光明的力量良性影响及引导患者,与患者形成正性的协作单元,共同去克服疾病的苦痛,即可为苍生大医。统言之,以术演道,道心光明,以光明之心、仁和之术济世助人,这是医者根本的价值观选择,也即医者的"初心"。

总之,从文献有载的华夏文明始流之源,即可见先民对于太阳及相关神祇的崇拜,这为华夏文明之河的流淌注入了力量,铺陈了底色。古人对太阳运行规律及其影响的关注,后逐渐具化成重阳思想,这些内容一并渗灌、贯穿在文化知识系统中天文、地理、人事各个领域,启示了人们对"正大光明"精神的追求,塑造了医者"此心光明"的主流心法。这些思想和精神也渗入医学典籍,在"天人合一"视域下,凝成医学领域的重阳思想,一定程度指导医疗、摄生实践的同时,不断昭示着医者临床实践需必备的初心,以光明为核心形成医者以济世助人为底色的"初心哲学"。本文并非断言重阳思想"放之四海皆准",也非倡导在理论研究和实践中但执"阳气"之一端,陷入寻求绝对真理的钻牛角尖之弊。在人文社科及医学领域理论研究与实践之中,仍需要坚持阴阳之全面与辩证,但也需要两点论和重点论并举,重视阳气和光明精神。

四、学科交叉下的中华原创思维

中医之探索不应简单着眼于"临摹"先贤的医疗招式,而是要追溯古人多样化的思维方式和生活习惯,依此推敲古人设计中医理论体系的原创思维和视角,近年来中医学界广泛关注的象思维可为此类探索之先导。本文从象之本义切入,对象思维进行离析、贯通,并将其与中医文化母基进行初步对接,更进一步将之应用于传统中医理论解构方面。

中国传统文化的断裂以及传统思维科学探索方面的薄弱对中医的学习、研究有一定程度的限制。而中医研究恰恰需要在抓住中医理论体系深植的传统文化土壤基础上,不仅着眼于学习古人的一招一式、满足于对着古人的医疗路数能"照猫画虎"的临摹下来,更要进一步追溯古人多样化的思维方式和生活习惯,推敲古人为何将规则及体系确立成现存的面貌,并找到其最深层次的内核及原力所在。由王树人提出且近年受到中医学界广泛关注的象思维可为传统中医思维方法之先导。

（一）根于象本义的象思维离析

1. 象与象思维之义训

象之本意，最初指南越大兽，后来引申为物之形状，与像、想、相字读音相通。由此衍生出一系列相贯通的词：抽象、想象力、藏象、面象、脉象、夜观天象、物象、气象、景象、世象等。

象思维的提出者王树人认为在不打破主客二元的概念思维方式下，偏于客观决定立场，即是唯物论；偏于主观决定立场，就是唯心论。而象思维是不拘泥于相对理性的概念思维路子，既根于实体性范畴，又根于相对抽象的非实体性范畴，打破主客二元且将主客二元统一起来，进而具备退一步的整体性的思维方式。该整体性也有大整体与小整体之分。同时这种整体思维具有全息性，可为不同研究领域或学科的贯通奠定基础，重在进得去又出的来的体悟。其象分为具象、意象，且最终都指向可见之象背后的原象。

简而言之，象思维是一种对万事万物的抽离与反映，抽取其象，得其仿佛，或直得其意，或象其形而从中得其意，得意而忘形。如对人文领域而言，言以达意，语言又赖文字以载之，裘锡圭认为文字在创造时，直观象形与抽象表意在造字过程中是同步出现及应用的。当然语言在尽意方面是有不足的，有言不尽意，故又有以象尽意。扩大视野而论，一个人象思维活跃的童年时代与人类文明早期的神话时代是相应的，根于象思维与想象力。在艺术领域，与象思维最直接相通的艺术形式，应该是描摹万物形象的绘画一科，国画人物画科又可称为造像艺术，绘画的最基础的要求也是"画的像"，艺术创造升华又需要想象力。如齐白石有著名画论："妙在似与不似之间"，即进入以象写意层次，这也便衍生出绘画工笔、写意之分。再如宋代画马名家李公麟，与其同时代的苏轼评价他："龙眠胸中有千驷，不唯画肉兼画骨。"周密在《云烟过眼录》记黄庭坚对曾纡之言：异哉，伯时貌天厩满川花，放笔而马殂矣。盖神骏精魄，皆为伯时笔端取之而去。实古今异事，当作数语记之。"可谓是古人以象尽意、以象取神的代表性记载。

2. 象思维与为道日损及为学创新

实存物质范畴之万物是无法整合的，如现实之中水火不容，而当我们以思维抽离其象，就可以形成既济、未济等卦象，进一步延伸至中医金匮肾气丸水中生火的启发等。若把万物之象抽离出来，再将万象进行逐步归类、贯通，并概括、简化找到其背后一以贯之的原理，发掘原象，也就是道，也就是"为学日益，为道日损"的悟道之途，学要越学越多，道要越悟越简，所谓博学简道。这也符合王树人提出的拔除可见之象对于原象的遮蔽，方可以探得原象。

再者，利用象思维可以在提取、抽离万象并将之归大类

213

的基础上进行触类旁通、举一反三，由贯通到旁通、变通，通也是"悟"的基础，也就是说在贯通的基础上，除了内省悟道，也可以外行求知，在已有知识体系基础上，通过这种旁通、变通式的外拓及联络，便可以开拓新的学术领地，形成学术研究的创新点。

（二）象思维与中医文化领域的初步对接

象思维对接文化领域，即贯穿在生活之中。就人与象的关系而言，人与象产生交互作用的途径，一般称观象，最直接的就是用视器，也就是眼睛。俗话说盲人摸象，应该不是摸的动物的大象，而是因为他们与象联系最直接的感官丧失了，只能摸之，难以得其仿佛，即难以得到真相（象）；同时人通过训练，尚有返观内视，这又引申到意识层面，也就是用心观象，观内象，一定程度上又称为透过现象看本质。将此引入中医，通过多种途径以观患者藏象、面相、舌象、脉象等，观和看相通，故日常生活中就诊又称看病、瞧病，不称问病、听病等，传统而言望诊又为四诊之首。

具体到中医实践中，看病既要看体象，又要看意象，这对应传统文化中道家内丹学性命双修之法，在现代医学中则是诊疗既要注重身体，又要注重心理，所谓身心医学。进一步论，体象与意象也是阴阳、也是内外、也是纵横捭阖，而且二者交织，相互影响。所以看病既要用心又要用眼，又和俗话说的"有心眼""留点心眼"相贯了，一个人有心眼从这个角度说并非指有小聪明，而是说人感官灵敏、悟性高，善于观象。邹伟俊提出在中医治疗上可针对象与道，使道象相合，以象演道，以道改象，甚至造象。

在传统文献中，《易传》里有在天成象，在地成形的表述，形象往往并称，难以截然分开，《周》专有象数一派，本身阴阳二爻难归于语言文字范畴，却是可入象这一范畴的。

（三）象思维在中医理论解构中的应用

关于气象的探索

所谓有象，则必先根于事物，事物之组成，中国传统哲学思想中，则以气为先。古人为什么着眼于气，我们要分析古人对事物进行的形、气、神大类与模型构建。

气聚而成形，形散而成气，将这个论断进行实践性落地。如果把一个有形的固体无限的切割下去（或者加热膨胀蒸发），最后当其切分到分子、原子乃至更小。柳宗元所言"化身千亿、散向峰头"时，也便是形散为气；再如日常生活所用燃气看上去却是液体，这是压缩聚合的结果，再压便能成为固体，这也是气聚而成形的生动例子。由固态到气态，稳定性逐渐下降，可变性逐渐增强，当气进一步变化，由被动变化到主动变化，也即是气化生神。而气恰在中间，一肩挑着形，一肩挑着神。抓住了气，也变抓住了"哑铃"的中间，这也深合中华文化"中庸""守中""处中以制外"之道。对于中医来说，以贯通性象思维分析气并以气象为抓手是至关重要的。

进一步具体到自然人体，众所周知，中医体系的构建有赖于"天人合一，取象比类"的思维指导，把人体与自然界对应相参。我们所生活的自然界最下面是大地，为有形之物质；自地以上为大气层，为无形有质之物；根据古人的世界观，大气再上为九天之上及神祇所居，相对虚无。梳理一下，在古贤观念中，宇宙自下而上，由大地到大气再到九天之上，由物到气再到神，由有形渐入无形，由阴至阳。则自然之物、气、神分别对应人体腹（胃与冲脉）、胸（膻中）、头（脑）。我们再进一步类比，例如选取面部，则物、气、神分别对应面部的口、鼻、眼。这些简单的类比对应完全可以形成体系：下 - 大地 - 物 - 水谷之海 - 腹胃 - 口 - 口味、中 - 大气 - 气 - 气海 - 胸肺 - 鼻 - 鼻息、上 - 天之上 - 神 - 髓海 - 头脑 - 眼 - 眼神。

返回来我们进一步分析对应体系中的逻辑，人体通过口摄入物质性的五味入腹部肠胃以充养物质性的形体，通过鼻道吸入气入胸肺之中以涵养气魄，通过眼睛见识五色传入头脑以颐养神采，这深合自然、生活之理，也可与现代科学物质 - 能量 - 信息的三元提法相通应。当然经过类比，人体其他部位也可入此体系，不再一一赘述。

（四）象思维下的中医理论解构举隅

1. 象思维下的内风理论

譬如中医内风，《中医基础理论》载有肝阳生风、热极生风、阴虚风动、血虚生风、血燥生风诸论，相对机械、复杂。近期有学者以唐诗之中风"意象"为新抓手进行了相关中医理论的探索，我们则以象思维进一步深挖。风见于自然界，以上所论均是自然风象在人体中的类比，我们先回到自然界之风。自然界中风的产生基础就是温度差，不同区域受热不均，空气膨胀度有差异，挤压、流动故成风。再将此自然界风之原象参于人体，人体也是如此，若是将手腕扎紧，则手掌温度下降，因血流变慢之故，也就是说人体不同部位血流速度的差异，即产生温度差，即会产生内风，所以中医又有"治风先治血，血行风自灭"之论。以此对之，肝阳上亢会有上下之温差，热极本身就是温度问题，血虚、阴虚、血燥都可归于血流量，流量会致流速改变，又归于温差，这便是以一贯之。再到中风病，称为脑血栓或者脑出血，本身血或瘀或溢，就是相对极端的血流问题，这又是进一步的贯通了。

2. 象思维下"艾"的本义考与外拓

艾，古人命名则求名实相符，我们先从其名，回推其命名理据，进得其实。艾字，许慎《说文解字》中释为："冰台也。从艸，乂声"，段玉裁《说文解字注》载："五盖切。十五部。

古多借为乂字。治也。"当然其在《宋本广韵》中还有一个"鱼肺切"的音。

以取象的贯通性为基础，先看艾字字形，古通"乂"，《说文解字》释为相交之义，此外《说文解字注》尚载治之义。与此相贯通，我们找到《周易》中的爻字，阴阳二爻贯穿了周易的始终，回到爻字的本义，《说文解字》："爻，交也。"《字源》对爻为"交"之意作了进一步阐释："《说文》本义为交，即交织、交错。《易》使用的卦符变换交错，故以爻命其基本符号，一为阳爻，一为阴爻……"，从此可知爻字即有阴阳交织之意。从字音角度，阴阳连读时，便会出"爻"之音，这与音韵学中的注音及切音是相符合的。这样艾字本义便与相交、治联系起来。引入中医则可引申出联络阴阳、调和阴阳，乃至治理疾病之义。

接着看艾之音。一般注音为"五蓋切"，其切音上字为"五"，艾、五二字同属于疑母，则二者从声的角度上紧密联系起来。五，本身其篆文写法为区，尚有"乂""乂"等异体，《说文解字》载："五，阴阳在天地之间交午也。"进一步言，在中医理论体系之中，数五，五行配土，脏腑应脾胃，中土脾胃则有居中沟通上下、斡旋阴阳之作用。五、艾声相联系，义应也相通。

从艾字形、音考证联系都指向了可沟通阴阳、调和阴阳之义；此外还有治理义。从艾之产地来说，实以河南中原地带及湖北华中腹地所产艾草为佳，这也与中和阴阳相通了。进一步论，其实"艾""爻""乂"等字的形象与现代医学微观视角下 DNA 的双螺旋结构是一致的。再进一步论，若将 DNA 双螺旋结构进行横切，其横切面就与传统文化中太极图的阿基米德螺线相对应了。以上仅是象思维下从灸材方面在名实相符角度的考量，也不能排除古人选取艾为灸材是综合考虑其分布广泛、易于制作、热效应良好等诸多其他因素。

　　象思维从王树人提出以后，仍在不断向前推进、发展，如刘长林以宏阔的视角认为宇宙之中的事物不出现象与实体，象思维不离事物的现象层面，现象层面作为事物自然生成和存在的整体，其顺时变化，内外通联，彻底开放，集中体现事物的时间属性。现象也是自然状态下宇宙事物内外关系的总和，实体从广义上也可以归入这种关系，只是更加稳定。象是事物的自然整体层面。实践之中既要能透过现象看本质，又要注意象本身。这又与马克思主义理论将人定义为一切社会关系的总和相通应了。同时，在新一轮科技革命的兴起的背景下，中医相对个体化的诊疗模式和人工智能技术的结合是大势所趋，这也为象思维的进一步发展提出了新的要求。

参考文献

[1] 田代华. 灵枢经 [M]. 北京：人民卫生出版社，2005.

[2] 张玉书，陈廷敬. 康熙字典 [M]. 北京：中华书局影印，1958.

[3] 杜预. 春秋左传集注 [M]. 左丘明，著. 上海：上海人民出版社，1977.

[4] 许慎. 说文解字汲古阁本 [M]. 北京：线装书局，2015.

[5] 方韬. 山海经 [M]. 北京：中华书局，2011.

[6] 田代华. 黄帝内经素问 [M]. 北京：人民卫生出版社，2005.

[7] 钱超尘，温长路，赵怀舟，等. 金陵本《本草纲目》新校正 [M]. 上海：上海科学技术出版社，2008.

[8] 王清任. 医林改错 [M]. 上海：上海卫生出版社，1956.

[9] 烟建华. 医道求真：《黄帝内经》学术体系研究 [M]. 北京：人民军医出版社，2007.

[10] 孙广仁. 中医基础理论 [M]. 北京：中国中医药出版社，2002.

[11] 窦汉卿. 针经指南 [M]. 北京：中国中医药出版社，2010.

[12] 段玉裁. 说文解字注 [M]. 许慎，撰. 上海：上海书店影印，1992.

[13] 秦越人. 难经 [M]. 南京中医学院，校释. 北京：人民卫生出版社，1979.

[14] 焦会元. 古法新解会元针灸学 [M]. 北京：北京泰山堂书庄铅印本，1937.

[15] 刘冠军. 经穴命名浅解 [M]. 长春：吉林卫生局针灸学术办公室，1979.

[16] 张晟星，戚淦．经穴释义汇解 [M]．上海：上海翻译出版公司，1984．

[17] 刘杰．中国八卦针经 [M]．青岛：青岛出版社，1996．

[18] 松村让儿．图解人体地图 [M]．日本：日本医学艺术社．2013．

[19] 王德深．中国针灸穴位通鉴 [M]．青岛：青岛出版社，2004．

[20] 沈雪勇．经络腧穴学 [M]．北京：中国中医药出版社，2007．

[21] 许慎．说文解字 [M]．北京：中华书局，2015．

[22] 陈鼓应．老子注译及评介 [M]．北京：中华书局，1984．

[23] 孙武．孙子兵法 [M]．上海：三联书店，2013．

[24] 宋一夫．奇正 [M]．北京：现代教育出版社，2014．

[25] 刘开举．孙膑兵法译注 [M]．上海：三联书店，2013．

[26] 张介宾．类经图翼 [M]．北京：人民卫生出版社据金阊童涌泉刻本校刊，重版铅印本，1965．

[27] 承淡安．中国针灸学 [M]．北京：人民卫生出版社铅印本，1955．

[28] 王怀隐，等．太平圣惠方 [M]．北京：人民卫生出版社铅刻本，1959．

[29] 杨继洲．针灸大成 [M]．北京：人民卫生出版社铅印本，1963．

[30] 中国中医科学院针灸研究所，中国国家标准化管理委员会．GBT 12346-2006 腧穴名称与定位 [S]，北京：中国标准出版社，2006．

[31] 孙思邈．备急千金要方 [M]．北京：人民卫生出版社影印江户医学本，1955．

[32] 秦越人．难经 [M]．北京：科学技术文献出版社，2007．

[33] 高武．针灸聚英 [M]．黄龙祥，整理．北京：人民卫生出版社，2006．

[34] 韶宾．鬼谷子直解 [M]．北京：商务印书馆，2016．

[35] 韩非．韩非子 [M]．北京：中华书局，2016．

[36] 左丘明．国语 [M]．上海：上海古籍出版社，2015．

[37] 荀卿．荀子 [M]．北京：中华书局，2007．

[38] 班固 . 汉书 [M]. 北京 : 中华书局 , 1962.

[39] 吴以岭 . 络病学 [M]. 北京 : 中国科学技术出版社 , 2004.

[40] 黄龙祥 . 中国针灸刺灸法通鉴 [M]. 青岛 : 青岛出版社 , 2004.

[41] 黄龙祥 . 中国针灸学术史大纲 [M]. 北京 : 华夏出版社 , 2001.

[42] 方剑乔 , 吴焕淦 . 刺法灸法学 [M]. 北京 : 人民卫生出版社 , 2012.

[43] 陆寿康 . 刺法灸法学 [M]. 北京 : 中国中医药出版社 , 2007.

[44] 朱权 . 延寿神方影印本 [M]. 北京 : 中医古籍出版社 , 2007.

[45] 朱琏 . 新针灸学（再版）[M]. 广西 : 广西人民出版社 , 1980.

[46] 陈日新 . 热敏灸疗法 [M]. 北京 : 人民卫生出版社 , 2014.

[47] 国家体育总局健身气功管理中心 . 健身气功六字诀 [M]. 北京 : 人民体育出版社 , 2003.

[48] 国家体育总局健身气功管理中心 . 六字诀七日练 [M]. 北京 : 人民体育出版社 , 2014.

[49] 陶弘景 . 养性延命录校注 [M]. 王家葵 , 校注 . 北京 : 中华书局 , 2014.

[50] 周仲英 , 于文明 . 中医古籍珍本集成 : 气功养生卷 [M]. 长沙 : 湖南科学技术出版社 , 2014.

[51] 陈第 . 毛诗古音考 [M]. 康瑞琮 , 点校 . 北京 : 中华书局 , 1988.

[52] 陈彭年 , 丘雍编 . 大宋重修广韵 [M]. 北京 : 中国书店 , 1982.

[53] 唐作藩 . 音韵学教程 [M]. 北京 : 北京大学出版社 , 2016.

[54] 王力 . 汉语语音史 [M]. 北京 : 商务印书馆 , 2010.

[55] A. Meillet. 历史语言学中的比较方法 [M]. 岑麒祥 , 译 . 北京 : 世界图书出版公司 , 2008.

[56] 汪平 . 苏州方言研究 [M]. 北京 : 中华书局 , 2011.

[57] 傅国通 . 方言叢稿 [M]. 北京 : 中华书局 , 2010.

[58] 时秀娟 . 汉语方言的元音格局 [M]. 北京 : 中国社会科学出版社 , 2010.

[59] 周祖谟. 问学集·切韵的性质和它的音系基础 [M]. 北京：中华书局，
     1966.

[60] 林焘. 中国语音史 [M]. 北京：语文出版社，2010.

[61] 周祖谟. 广韵校本 [M]. 北京：中华书局，1937.

[62] 张介宾. 类经 [M]. 北京：中国中医药出版社，2002.

[63] 智顗. 童蒙止观 [M]. 上海：上海古籍出版社，1989.

[64] 胡愔. 黄庭内景五脏六腑补泻图 [M]. 北京：中国中医药出版社，
     2016.

[65] 孙思邈. 备急千金要方校释 [M]. 李景荣等，校释. 北京：人民卫生
     出版社，2014.

[66] 曾慥. 道枢 [M]. 上海：上海古籍出版社，1990.

[67] 龚廷贤. 寿世保元 [M]. 北京：人民卫生出版社，1993.

[68] 徐文弼. 寿世传真 [M]. 吴林鹏，点校. 北京：中医古籍出版社，
     1986.

[69] 王庆其. 内经选读 [M]. 北京：中国中医药出版社，2010.

[70] 黄元御. 四圣心源 [M]. 北京：人民卫生出版社，2017.

[71] 钱超尘，郝万山整理. 伤寒论 [M]. 北京：人民卫生出版社，2005.

[72] 李梴. 医学入门 [M]. 何永等，校注. 北京：中国医药科技出版社，
     2011.

[73] 唐容川. 中西汇通医经精义 [M]. 太原：山西科学技术出版社，
     2016.

[74] 杨维杰. 董氏奇穴针灸学 [M]. 北京：中医古籍出版社，1995.

[75] 顾野王. 玉篇残卷 [M]. 北京：中华书局，1985.

[76] 史蒂芬·霍金，列纳德·蒙洛迪诺. 大设计 [M]. 吴忠超，译. 长沙：
     湖南科学技术出版社，2014.

[77] 布莱恩·R. 格林. 宇宙的琴弦 [M]. 李泳，译. 长沙：湖南科学技术
     出版社，2018.

[78] 王树人.回归原创之思——"象思维"视野下的中国智慧 [M]. 南京：
江苏人民出版社,2005.

[79] 裘锡圭.文字学概要 [M]. 北京：商务印书馆,2013.

[80] 李祥林.中国书画名家画语解——齐白石 [M]. 北京：中国人民大
学出版社,2003.

[81] 苏轼.苏东坡集·前集 [M]. 北京：中国书店,1994.

[82] 周密.云烟过眼录 [M]. 北京：中华书局,1985.

[83] 冯长根.象思维与经络实质 [M]. 北京：中国科学技术出版社,
2011.

[84] 李鼎祚.周易集解 [M]. 北京：中央编译出版社,2011.

[85] 陈彭年.宋本广韵 [M]. 南京：江苏教育出版社,2008.

[86] 李学勤.字源 [M]. 天津：天津古籍出版社,2012.

[87] 刘长林.中国象科学观 [M]. 北京：社会科学文献出版社,2008.

[88] 李华,文蕾,张民.针刀松解下脑户穴治疗腰突症术后复发 25 例
[J]. 中国中医药现代远程教育,2017,15(7):109-111

[89] 迟笑尘,王玲.《灵枢·海论》对针灸临床的理论指导 [J]. 湖北中
医杂志,2016,38(9):28-30.

[90] 张素玲,张玉莲."调理髓海"针法治疗后循环缺血验案 1 例 [J].
中医临床研究,2014,6(26):41.

[91] 黄昆,徐金龙,杨增荣,等."髓会"文考辩难及临床应用 [J]. 针
灸临床杂志,2017,33(6):29-32.

[92] 郭铁,张庆萍.八会穴"髓会"之异议 [J]. 中国针灸,2010,30(4):
322-324.

[93] 邵雷,魏薇."头三针"治疗原发性高血压病 65 例 [J]. 上海针灸
杂志,2000,19(2):30.

[94] 李博灵.陈枫教授针刺治疗疑难病经验初探 [J]. 河北中医,2016,
38(7):969-971,984.

[95] 张鸣九. 头穴透刺治疗痛证 126 例临床小结 [J]. 江苏中医, 1986 (6):20.

[96] 陈业孟, 方幼安. 针刺治疗一例严重脑炎昏迷 [J]. 上海针灸杂志, 1989(3):20-21.

[97] 许曼曼, 张子丽, 刘星. 针刀作用于颈枕部治疗脑梗塞恢复期 [J]. 吉林中医药, 2018, 38(2):214-217.

[98] 陈晶晶. 脑瘫儿童语言障碍康复治疗效果分析 [J]. 基层医学论坛, 2017, 21(3):341-343.

[99] 袁胜, 王海蓉. 梦游症案 [J]. 中国针灸, 2005, 25(6):430.

[100] 麦林生. 脑户穴禁刺考证 [J]. 中医杂志, 1963(3):24-25.

[101] 张学广. "刺头中脑户, 入脑立死" 与脑户穴 [J]. 安徽中医学院学报, 1990, 9(1):16.

[102] 赵文麟, 纪智, 刘清国, 等. 试论 "骨空"[J]. 中华中医药杂志, 2016, 31(4):1157-1160.

[103] 焦顺发. 关于经络系统和针刺治疗原理的再认识 [J]. 中国针灸, 1995(6):45-49, 60.

[104] 郭克勤, 郭智贤. "奇正" 溯源 [J]. 滨州学院学报, 2011, 27(5):107-110.

[105] 李二叶. 执正以驭奇——论刘勰 "奇正" 观的美学内涵及文学意义 [J]. 现代语文 (学术综合版), 2016(6):52-54.

[106] 李强, 林海, 李景平, 等.《孙子兵法》奇正思想的内涵及意义 [J]. 陕西理工学院学报 (社会科学版), 2017, 35(1):53-57.

[107] 姚振文, 王肃. "奇正" 本义探微 [J]. 唐都学刊, 2012, 28(3):74-77.

[108] 张倩, 周美启. 奇经八脉的经脉脏腑相关研究 [J]. 中国针灸, 2017, 37(12):1299-1302.

[109] 李艺, 冼绍祥, 李南夷.《内经》结与结证初探 [J]. 新中医, 2016, 48(8):6-8.

[110] 钱超尘. 章太炎先生论《黄帝内经》之成书时代考证 [J]. 中华中医药杂志, 2017, 32(2):411-419.

[111] 周勇杰, 宋白杨, 顾漫. 利用出土文献研究《黄帝内经》综述 [J]. 中医文献杂志, 2018, 36(6):67-72.

[112] 黄畅, 刘钧天, 刘耀萌, 等. 艾条灸源流发展及应用探析 [J]. 中华中医药杂志, 2015, 30(12):4218-4220.

[113] 李晗, 吴焕淦, 吴人照, 等. 雀啄灸的源流与展望 [J]. 世界中医药, 2016, 11(12):2521-2524.

[114] 刘福水, 方婷, 刘乃刚, 等. 热敏灸疗法的临床优势病种和适应证分析 [J]. 中华中医药杂志, 2018, 33(11):5107-5110.

[115] 陈寅恪. 从史实论切韵 [J]. 岭南学报, 1949, 9(2):1-18.

[116] 于建春, 曹晓君, 刘云鹤, 等. 近十年三焦理论研究概述 [J]. 中医杂志, 2017, 58(19):1621-1623, 1628.

[117] 王灿. 相火始终 [J]. 中华中医药杂志, 2018, 33(1):257-259.

[118] 韩景献. 再论三焦及三焦气化 [J]. 中医杂志, 2016, 57(23):2061-2063.

[119] 王宗柱. 略论"胆气通于心"[J]. 陕西中医学院学报, 1999, 22(6):1-2, 49.

[120] 叶文成. 对"凡十一脏取决于胆"的再认识 [J]. 中华中医药学刊, 2015, 33(10):2487-2489.

[121] 孙广仁, 张珍玉. 论心肾相交 [J]. 山东中医学院学报, 1982, 6(3):14-20.

[122] 吴华阳, 王建云, 姜良铎. 调畅三焦法治疗胆汁反流性胃炎 [J]. 中医杂志, 2017, 58(20):1787-1789.

[123] 周森霞, 苏冠宇, 樊小农. 论三焦及脾胃在"心肾不交"所致失眠中的重要性 [J]. 吉林中医药, 2013, 33(6):542-543.

[124] 薛冬艳. 十二律旋宫走向历法、律法解——释左旋、右旋及损益

相生问题 [J]. 中国音乐 , 2017(1):155-162.

[125] 张法 . 龠一管一律 : 远古乐律与天道 [J]. 中山大学学报 (社会科学版), 2017, 57(3):36-45.

[126] 程雅君 , 赵怡然 . 中医经络学说的哲学渊源 [J]. 哲学研究 , 2017 (9):65-74.

[127] 杨燕 , 熊婕 , 王传池 , 等 . 人工智能思维模式与中医 " 象思维 " 的相似性探析 [J]. 中华中医药杂志 , 2018, 33(10):4419-4422.

[128] 张元 , 康利平 , 郭兰萍 , 等 . 艾叶的本草考证和应用研究进展 [J]. 上海针灸杂志 , 2017, 36(3):245-255.

[129] 洪宗国 . 艾灸溯源 [J]. 中南民族大学学报 (自然科学版), 2014, 33(4):47-51.

[130] 高志平 . 艾灸源流说 [J]. 北京中医药大学学报 , 2017, 40(1):16-19.

[131] 夏循礼 . 艾灸起源考证 [J]. 中国中医药图书情报杂志 , 2014, 38(4):41-44.

[132] 李童扬 , 靳晓明 , 白如慧 , 等 . 唐诗 " 风 " 意象的中医象思维解读 [J]. 中医杂志 , 2019, 60(3):268-270.

[133] 邢玉瑞 . 中医象思维的概念浅析 [J]. 中医杂志 , 2014, 55(15):1347-1348.

后　记

　　中医之理，不离阴阳脏腑、血气津液、五行六气，很是高冷。为什么我们不能使之平实近人？如渴饥便要饮食这样实在，大道贴近生活。

　　譬如中医内风，书本上有肝阳生风、热极生风、阴虚风动、血虚生风、血燥生风之论，很是机械、复杂，只能背下来，直到了解有前辈学者以"天人合一"自然界温度差解之，方茅塞顿开。自然界中风的产生基础就是温度差，不同区域受热不均，空气膨胀度有差异，挤压、流动故成风。反推之，人体也是如此，若是将手腕扎紧，则手掌温度下降，因血流变慢之故，人体不同部位血流速度差异，即产生温度差，随之产生内风，所以中医又有"治风先治血，血行风自灭"之论。以此对之，肝阳上亢会有上下之温差，热极本身就是温度问题，血虚、阴虚、血燥都可归于血流量，流量会致流速改变，又归于温差，这便是以一贯之。再到中风病，称为脑血栓或者脑出血，自身血或瘀或溢，就是相对极端的血流问题，这又是进一步的贯通了。

　　笔者的一些体悟离不开大学以来每一位老师的指点。研

228

究生时在东直门医院针灸科汤立新老师门下，老师是绝对的明医，对学生如儿女般宽厚包容，引我真正进入中医之门。在东直门医院跟师五年，同时有内科郝锦红、戴雁彦等各主任提供大量实践机会，每以针灸之术处理值班急症，打下了扎实的针灸临床基础。

汤老师以针灸启心之后，逐步走上以"天人合一"视角探索中医之路，有考求古今之人思维差异、还原古人思维方式、追寻古人设计中医体系的思维原力之想，汤老师引我到孙永章老师门下。孙老师与我同乡一气，为师为父，导我退身阔居，广引他学济医，方有大中医视野及格局。后孙老师又荐我至王育林、周立群二位老师门下攻读博士，交流学习训诂、医史、文献诸科，夯实古籍阅读、研究基础。

汤老师所传针术本于太师又姜辑君所传的奇经八脉灸针汇穴法。孙老师为铁杆中医，于奇经八脉上多有体悟又受大成拳开创者王芗斋先生一脉之嫡传，平日于医于武身先力行，每有心得，即召我前去，倾囊而授。在与他讨论中国传统健身方法的同时，更有两位医史文献博导的支持、指导，遂以《道家文献与中医文献中周天学说比较及溯源研究》为题展开探索，后又融合《中华灸史》的相关内容，力图以不信邪、不玄幻的路子，寻得内丹学说及任督周天之平实面目。孙老师又谈及中医科普为济世之直接落实，有广泛意义，遂确定在此书中要专业考探与平实讲理并举，并请中医专业以外的师母试读，不算艰难，才算过关。

实为浅拙之论，求能抛砖引玉。先贤思考有深度，中医之理富内涵，虽皓首而难穷之。还是那句话，虽不能至，心向往之。